GEIST · BODY

我的身体主义

关照女性自我与内心的身体练习

〔德〕科科·伯林◎著　　马心湖◎译

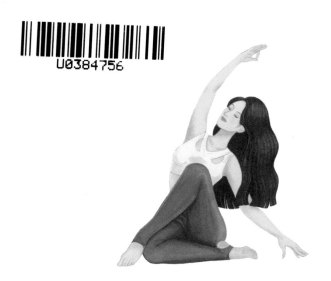

北京科学技术出版社

重要提示

　　本书仅供教学参考，不可替代个人健身和医疗咨询。如果您想获得医学建议，请向有资质的医生咨询。因本书相关内容造成的直接或间接的不良影响，出版社和作者概不负责。

First published Pussy Yoga–Das Beckenbodentraining für ein erfülltes Liebesleben by Coco
Berlin，1st edition 2019 by Verlag Komplett–Media GbmH, Munich, Germany.
All rights reserved.
www.komplett–media.de
Cover and Illustrations by Heike Kmiotek
Published with arrangements made by Maria Pinto–Peuckmann, Literary Agency–World
Copyright Promotion, Kaufering, Germany (maria@pinto–peuckmann.de .)
Simplified Chinese translation copyright © 2024 by Beijing Science and Technology
Publishing Co.,Ltd.

著作权合同登记号　图字：01-2023-1077

图书在版编目（CIP）数据

　　我的身体主义 / (德) 科科·伯林著；马心湖译 . — 北京 : 北京科学技术出版社 , 2024.4
　　书名原文 : PUSSY YOGA
　　ISBN 978-7-5714-3132-7

　　Ⅰ . ①我… Ⅱ . ①科… ②马… Ⅲ . ①瑜伽 – 研究 Ⅳ . ① R161.1

　　中国国家版本馆 CIP 数据核字 (2023) 第 127764 号

策划编辑: 许子怡	**电　话:** 0086-10-66135495（总编室）
责任编辑: 胡　诗	0086-10-66113227（发行部）
责任校对: 贾　荣	**网　址:** www.bkydw.cn
图文制作: 沐雨轩文化传媒	**印　刷:** 雅迪云印（天津）科技有限公
责任印制: 李　茗	**开　本:** 889 mm×1194 mm　1/32
出 版 人: 曾庆宇	**字　数:** 137 千字
出版发行: 北京科学技术出版社	**印　张:** 6.125
社　址: 北京西直门南大街 16 号	**版　次:** 2024 年 4 月第 1 版
邮政编码: 100035	**印　次:** 2024 年 4 月第 1 次印刷
ISBN 978-7-5714-3132-7	

定　价: 69.00 元

推荐序1

在快节奏的现代生活中，我们常常忽略了身体与心灵之间的平衡。对现代人，尤其是对女性来说，了解并关爱自己的身体至关重要。本书关注女性的内在健康，以唤醒女性的自我关爱意识为核心，致力于帮助女性激活对身体的感知能力，引领女性重新认识自己的内在力量。

作为支撑生殖器官、泌尿系统的重要的肌肉群，盆底肌对女性健康具有非常重要的意义，拥有健康的骨盆与盆底肌能够提高女性的生活品质。然而，现代女性普遍存在盆底问题，因此，本书特别强调对骨盆和盆底肌的认识与关注，以帮助女性塑造健康的人生。

本书作者结合经典瑜伽理论与实践经验，总结出了一套独特的盆底锻炼方法。你可以通过书中针对骨盆和盆底肌的练习来预防和改善骨盆器官脱垂、尿失禁等常见问题，增进身心健康。本书还为你提供了实用的建议和技巧，帮助你应对日常生活中的常见问题，切实提高生活品质。

女性应该多"倾听"自己的身体，多关注自己的内在需求。通过学习本书的内容，相信你能够逐渐靠近心中完美的自我，让身心和谐共舞。

希望你享受这场心灵与身体的和谐之旅，每天都拥有愉快的心情，勇敢地面对生活中的各种挑战，由内而外散发出属于自己的美丽光芒。

李哲

广东医科大学李哲人体科学工作室负责人

中国康复医学会产后康复专业委员会功能运动与美态学组主任委员

推荐序2

女性不开心、不快乐、不满足，我们的身体，尤其是我们的腹部和骨盆，统统都知道。

我是三木，"Yummy愉悦课堂"主理人，性教育工作者，女性成长导师。过去8年间，我帮助200万女性接纳和喜欢上自己的身体，成为自信、性感、有力量的人。这次，很高兴接到北京科学技术出版社的邀请，为这本有关骨盆训练的书作序。

如今，很多工作忙碌的女性都或多或少出现了身体问题，甚至患有子宫肌瘤、卵巢早衰等妇科疾病。她们的共同点是会忽略自己身体的感受，不仅因为工作忙碌，还因为她们担心自己一旦表现得软弱，就会显得无法胜任工作。

在跟她们进行探讨后，我发现，她们跟自己的身体"断联"了，这导致她们身心失衡。而"断联"的根本原因是她们以自己的身体为耻，不愿意跟自己的身体亲近。如果我们相信性是罪恶的并压抑性欲望，面对性爱时，我们就会产生罪恶感与羞耻感。

羞耻感、被压抑的欲望都会保存在女性的身体里，造成身体，尤其是腹部、阴部和骨盆的紧张，这些部位就成了那些未表达出来的情绪能量的容器。因此，承认那些被忽略的感受、释放积攒的能量，这对女性生命能量的流动非常重要。

我很喜欢跳肚皮舞，在日常生活中也喜欢进行骨盆训练，它让我感到我的身心紧密相连。很多时候，因身体而产生的羞耻感、生活和工作上的压力、疲惫感等会使我们无法做出正确的判断，忽视自己的需要和感受。如果你也有同样的问题，我真诚地建议你尝试与自己的腹部和骨盆建立连接。在我们的身体深处，有一片宁静、开阔的地方，它不受外物的侵扰，如同海船的锚，如如不动。我们要学习身体的这种智慧。

我们应该与自己的身体建立连接，"进入"自己的身体并"安居"其中。拥抱自己的身体，就是拥抱让自己更笃定的内在力量。

三木
中国保健协会生殖健康分会副秘书长
"Yummy愉悦课堂"主理人

原书序

多年来，我一直跟随科科女士学习肚皮舞，知道她出版了一本关于私密瑜伽的书，我非常开心。有些人认为，私处是个令人尴尬的、颇具冒犯之意的主题，但我完全不这么认为！在阅读本书的过程中，我的脑海中总是浮现出一只慵懒的猫咪，它时而放松地蜷缩身体晒太阳，时而从容地起身，伸直后腿，自如地活动自己的身体。然而，如今很少有女性能够像猫咪一样灵活地活动自己的身体（特别是骨盆）。我们的生活方式使我们越来越难以感知自己身体部位的存在和它们的状态，我们越来越难以感受到内心的平静，这真是令人遗憾的事。

盆底对女性的身体至关重要，但大多数女性对此知之甚少。作为妇科医生，我在每天的问诊中几乎都会建议我的患者学习锻炼盆底，尤其是学习正确地收紧盆底肌。然而，大部分患者仅能做到猛地使骨盆向前倾并收紧腹部肌肉，从而使膀胱向下沉、臀部肌肉收紧，而在这个过程中，盆底肌或者根本没有收紧，或者被收得太紧，并没有得到有效的锻炼。

锻炼骨盆不仅能够让我们在性生活中有更好的体验，而且能够帮助我们防止尿失禁和减轻背痛，还能让我们的身体保持挺拔。因此，无论是否有伴侣，骨盆健康都应该得到我们的密切关注。

是时候积极地去锻炼和保养我们的骨盆了。我真诚祝愿读者在阅读本书的过程中收获满满！

多萝西·斯泰克博士

目 录

i

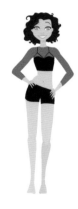

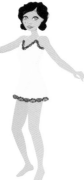

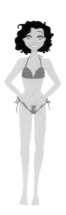

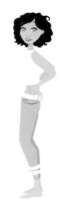

感官刺激与性生活 ················ 145

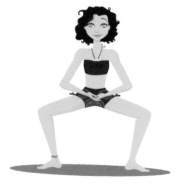

你能从本书中收获什么？

　　欢迎和我一起探索女性的内在力量。本书将帮助你悦纳自己的阴道和盆底，让你由内而外地重新认识自己无与伦比的身体，并激发自己的潜能。在我亲身感受并亲眼见证了这套自爱练习的效果后，我决定，把相关的知识和技术分享给尽可能多的女性。这套练习的核心我称之为"私密瑜伽"。我希望本书能够给予所有女性力量！

　　　　不只高质量的性生活，你所追求的一切都与你的内在力量有关。你将在本书中找到激活并释放内在力量的方法。

　　能够感受并正确使用自己盆底的女性是性感而有力量的。她们能做到身心合一，知道自己真正想要的是什么，并拥有能够实现自己愿望的力量。她们充满活力，光彩照人。她们有高质量的性生活，并全身心享受自己的人生。完美的性生活、性高潮，以及由此产生的对伴侣的信任是她们与伴侣维持亲密关系的关键。有研究表明，高质量的性生活和性高潮会让女性更自信、更勇敢、更有创造力。让女性耀眼夺目的力量藏在每位女性的身体之中，而在体验过私密瑜伽后，你就能充分感受到这种力量，并了解这种力量带给你的诸多益处。

能够感知身体的存在不仅是锻炼盆底的基础，它也能指引你达到身心合一的状态，从而让你更有活力。你从本书中学到的一切会形成一个正向的循环，只要这个循环启动，它就会持续地对你产生正面影响。

你所需的一切都已经存在于你的身体之中，你可以满怀期待地踏上一段由你的直觉所引导的、令你感受深刻的、充满惊喜的旅程，你将通过这段旅程找到你丢失已久的身体智慧。

本书中的练习并非你下决心、下苦功才能完成的练习，而是你轻轻松松就可以完成的练习。最重要的是，你要享受练习。你需要做的只是在一周的4～5天中，每天抽出5分钟做一项练习；在剩下的2~3天中，每天抽出30分钟多做几项练习。当然，如果你想每天都练习更长时间、多做几项练习也没问题。

我的很多学员，当然还有我，都喜欢用私密瑜伽来开启美好的一天。但是你并不一定也要这样做——你只要跟随自己的直觉进行练习即可。在练习一段时间之后，你就能将练习私密瑜伽时产生的体悟内化，让蕴藏在身体里，尤其是蕴藏在盆底的力量转化为日常生活中源源不断的动力。无论你是想放松，还是想激活并释放自己的内在力量，你都可以练习私密瑜伽，设计自己专属的练习方案，一切都随你心意。在练习过程中，你将一步步接近自己的目标，每前进一步你都会感受到自己的巨大变化。练习结束后，你会感觉自己仿佛接受了一次水疗，不仅身心得到充分放松，你的人生也可能因此受到积极影响。

女性因为思想长时间受到禁锢，很容易认为自己的能力是有限的，因此在遇到瓶颈时，往往缺乏突破自我的勇气和自信。但是，你可以通过练习私密瑜伽来突破自我。私密瑜伽让你坚信未来的自己会变得更好，也能让你更了解自己的身体和内在。刚开始练习时，你可能感到不适，甚至心怀忧虑，毕竟你已经习惯了自己寻常的模样，但是你要知道，在熟悉的视野外，全新的自我正在等待着你。

本书由私密瑜伽的理论知识、私密瑜伽练习和在日常生活中激活并强化身体觉知力的小窍门3个部分组成。你可以按照自己喜欢的节奏来阅读私密瑜伽的理论知识部分，并以自己感觉舒服的状态按照本书的说明来做练习，私密瑜伽将拓宽你的视野，给你带来全新的体验。

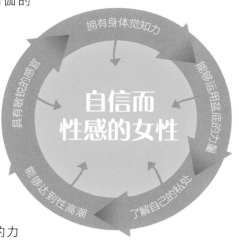

我认为，自信而性感的女性应该拥有身体觉知力，能够运用盆底的力量，了解自己的私处，能够达到性高潮，具有敏锐的感官。本书将从这5个方面给你带来改变，让你变得自信而性感。

1.身体觉知力

身体觉知力指你对身体的感知能力，即你能否感觉到各个身体部分的存在。你的身体与意识连接得越紧密，你的身体觉知力就越强。现在，很多人身体与意识是分裂的，如果不能打破身体与意识的壁垒，你就无法全面地感知盆底的存在。对大部分女性来说，骨盆是她们的感知盲区，她们并不知道骨盆的具体位置。如果你无法感知这个部位，你当然也就不可能锻炼它。

私密瑜伽包括正念练习和身心动作练习（用图像想象的方法来改善肌肉协调性的一种锻炼方法），让你的神经元之间产生新的连接，使你摆脱老旧而充满限制的运动和思考模式。在练习时，你不需要花费脑力去分析，只要利用你身体的智慧，即你的直觉即可。摆脱老旧的运动模式对享受充实而畅快的性生活至关重要。你不仅能在未来享受更美好的床笫之欢，还能在生活和工作中感到更自由、更有创造力。

本书的练习将帮你"进入"自己的身体，使你的身体和意识连接起来。大部分的德国女性受到社会观念的束缚，羞于谈及床笫之欢，更别说去追求它了。如果你通过本书的练习整天都充满活力和热情，那么你不仅可以更好地享受生活，还将懂得如何更好地和伴侣调情、更容易达到性高潮。但不要担心，你并不会因此变成色情狂，你很快就会找到平衡点，以更开放的态度享受生活。你将更精力充沛、更具创造力、更有热情地去实现自己的目标，你将更果断、更自信、更了解自己想要什么，而且你将找到实现自己目标的方法。

这听起来有点儿不可思议。你可能心存怀疑：拥有身体觉知力和练习私密瑜伽真的能够改变生活吗？你不需要现在就相信我的话，你自己来测试和体验吧！每当我看到学员因取得突破性成果而欢欣鼓舞时，我总是感到开心和欣慰。唤醒身体觉知力、释放你的内在力量的开关就藏在你的身体中，而阻止你找到它的就是你的沉疴旧习和错误的自我认知。

我也经历过黯淡无光的岁月，那时的我根本想象不到，有一天我能如此随心所欲地生活，成为镁光灯下受到许多观众喜爱的舞者，并帮助数以百万计的女性找到真实的自我，使她们变得自信而性感。那时的我也根本想象不到，我能和理想中的爱人喜结连理，享受幸福快乐的二人世界，我的生活可以如此轻松、自由。

如今，很多女性都浑浑噩噩地活着，我们在现代社会中随波逐流，将自己切换到"自动驾驶模式"，忽视自己的情感需求是再常见不过的情况。只要我们唤醒身体觉知力并摆脱浑浑噩噩的状态，使身体重新充满能量，我们就会变得清醒而坚定，敢于全速前进。

身体觉知力是我们女性丢失已久的，也是我们一直所忽略的感知能力。没有身体觉知力，我们就会错失诸多令我们心醉神迷的美好时刻。这也是我们如此频繁地感到空虚和不安的原因——我们对自己产生了不信任感，与自己的内心越来越疏离。空虚感让我们不舒服，我们总是感觉似乎有什么不对劲。我们积极地思考产生问题的原因，试着去改变自己，但都无济于事，因为这些问题根植于我们的内心深处，是很难摆脱的。当我们无法忍受空虚感时，我们就会束缚自己，让身体变得麻木，避免这种感觉再度出现。除此

> 当我因患有进食障碍而饱受痛苦时，是科科女士鼓励我，让我迈出探索自我价值和唤醒身体觉知力的第一步。
>
> 索菲·洛塔
> 博主、作家

之外，我们还试图通过其他方式，比如暴饮暴食、运动、工作、追剧、关注社交媒体等，来分散注意力或者获得安慰。本质上，我们进行这些活动都是为了让身体分泌可以提高兴奋度的激素，但是我们如果靠这些活动来转移注意力或者获得安慰，就容易对这些活动上瘾。长此以往，这些活动非但不会让我们感觉充实，反而会让我们感到更麻木和空虚。

然而，单纯戒瘾是没有意义的。例如，你为了停止暴饮暴食而开始疯狂健身，只不过是换了种上瘾的活动而已。你还没有触及问题的核心，你始终不敢面对自己的内心，这会让你与自己的内心越来越疏离。

根据我的经验和新近的心理学研究，只有做到身心合一，即拥有身体觉知力，重获对身体的感知能力才是解决我们与自己的内心越来越疏离的方法。近年来，心身医学（从心理学角度研究人体健康和疾病的科学）的疗法被证明是目前已知的唯一对精神创伤患者有持续性疗效的方法。[1~2]使身体和意识更紧密地连接能改变我们的自我认知。来自身体的指引比来自心灵和理智的指引更简单易懂，对我们的影响也更持久。[3]其实，我们只是不了解自己的潜能，只是固执地蜷缩在一成不变的、充满限制的自我中而已。身体觉知力能让我们更新自我认知，增强自信心。我们都遇到过一些与众不同的、自信的、性感的女性，她们的形象似乎并不符

感谢科科女士让我每天都感到放松和充满力量、性感而充满女人味，这种感觉对我来说是无价之宝！

汉娜·曼格
自由撰稿人、人际沟通培训师

合现代媒体所宣传的"标准美女"的形象，但是由于她们有很强的身体觉知力，能充分发掘自己身体所拥有的巨大潜能和无限魅力，所以许多人都为她们所倾倒。

这些女性可能自己都不知道她们的自信和性感源自何处，因为她们的自信和性感是由内而外散发出来的，真正的自信源于对自己身体的认同。在德国，女性一直是被忽视的、受压抑的，因为这样的女性更容易被控制。[4] 现在，是时候夺回属于我们女性的权利，让女性重拾自信了。

2.盆底的力量

根据让·劳伦斯对4 000名25~84岁女性的调查，1/3的女性或多或少有盆底的问题。[5~7]错误的运动方式、久坐、盆底缺乏锻炼、精神压力大、社会对耽于情欲的批判使得大多数女性的盆底都很紧张且没有弹性。私密瑜伽能够让女性了解她们长久以来忽略却至关重要的盆底。盆底的作用绝非大多数女性所认为的那么简单。盆底不仅仅指阴道周围的肌肉及覆盖其上的筋膜，它是人体的运动中心。盆底健康对女性健康有着非常直接的影响。

只有当我们全面且正确地认识盆底、充分激活盆底，而非用错误的方式使盆底紧张、僵硬时，盆底的力量才能为我们所用。有研究表明，拥有健康盆底的女性比盆底出现问题的女性身心状况更好。[8~9]

激活盆底能刺激整个骨盆区域的神经元，让我们更敏感，更容易达到性高潮，也让我们的阴道更健康，还让我们更好地控制盆底的力量从而让盆底的力量支持我们的整个身体。盆底的力量不仅使我们变得健康、灵活，并拥有强大的身体觉知力，还能让我们更自由地进行性探索，从而让我们在性活动中更自信，也更容易达到性高潮。

3.带来愉悦的私处

在我们激活骨盆并能够运用盆底的力量后，我们就要聚焦于私处，直面那些我们总是回避的问题，毫无顾忌地追随我们的性直觉，享受床笫欢愉和性高潮。

然而，大部分女性并不了解自己的私处、不喜欢自己的私处，也不愿意看到自己的私处。私处是我们女性最私密的身体部位，也是能够产生强烈感受的身体部位，它是我们的性欲控制中心。此外，私处还具有自我疗愈作用，根据最新研究成果，健康、紧致和湿润的私处可以对女性的身体和精神产生积极的影响。阴蒂上有8 000多个神经末梢，这个性器官的存在只有一个意义，就是让女性感受到性交的快感，只有女性拥有功能如此单一的性器官，这是女性所独有的特征。相比之下，男性的阴茎则较为"多功能"，而且阴茎上的神经末梢数量根本无法与阴蒂相提并论。然而，许多人都觉得在性交中取悦阴茎很重要，阴蒂并没有得到足够的关注。当我们的身体觉知力被唤醒后，我们对私处的感知能力必将增强，这就为我们进一步有针对性地"唤醒"私处打下了很好的基础。当我们所有的感觉都能够不受阻碍地从神经末梢传导到大脑时，我们就会惊讶地发现，自己在性生活中产生的愉悦感增加了数千倍。

4.改变生活的性高潮

让我们来了解一下女性的性欲是如何产生的、如何被满足的，以及为什么我们性生活的质量如此重要。我们要从生理学的角度来研究性高潮，只有知道性高潮是怎样产生的，才能更好地满足自己的性欲，使性生活的愉悦感提升至前所未有的新水平。高质量的性生活带来的快乐比大部分女性想象得多得多。

5.敏锐的感官

在本书的最后，我会教你一些如何在日常生活中让你的感官更敏锐、让你更性感的小窍门。在提升了感官的敏锐度后，你不仅会产生更强烈的性欲并拥有更美好的性生活，而且你的日常生活也会更轻松，你在处理其他事情时也会更专注。

现在就和我一起探索骨盆和盆底吧！

私处的科学

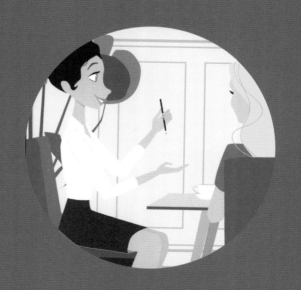

从原书名说起

本书德文版的书名为"Pussy Yoga"。为什么我要在书名中使用"pussy"（英语中"阴道"的俚语）这个词呢？这其实是出版社编辑的建议。在收到这一建议时，我是持怀疑态度的，因为本书中的练习所涉及的身体部位远非"pussy"一词可以概括，并且这个词往往含有贬义。但是我认真思考后，发现我所能想到的描述女性性器官的词不是带有令人不适的言外之意，就是太过专业、令人不知所云，听起来一点儿都不能体现女性的魅力。我还考虑过在书名中使用"Scheide"（德文的"阴道"）这个单词，但Scheide不仅在语音上缺乏美感，而且在中古高地德语（现代德语的早期形式）中有"分开、分离、告别、区别、刀鞘"[10]之意，这些意义并不美好。

受拉丁语影响，从16世纪开始，英语世界的人们普遍开始使用"vagina"一词来表示"阴道"，此外，这个词还有"剑鞘"之意。众所周知，阴茎常被比作宝剑，所以我们可以这样理解，在早期，女性的性器官被视作男性性器官的容器。在《第二性》一书中，法国存在主义作家、女性主义者西蒙娜·德波伏瓦认为，在历史中，女性一直被定义为男性之外的"第二性"。从存在主义哲学角度来看，这个对女性的定义意味着男性将自己视为绝对的、本质的和客观的存在，而女性是依附于男性的，她们被赋予了除男性外的"另一个"性别。"vagina"可以反映以前女性在社会中的作用和地位，但我认为，现在仍然使用这个将女性视为男性附庸的词已经不合时宜了。

私处是给我们带来最美好感受的部位，它也是让我们与伴侣紧密相连的部位，它还是这本书致敬的对象，因此它值得拥有一个独立的、不附属于男性的名称。伊芙·恩斯特、娜奥米·沃尔夫、雷格纳·托马斯豪尔等女性主义作家都认为，对女性性器官的诋毁其实是在损害女性的权利。[11~12]在工作中，我时常可以感受到德国女性羞于谈及性和女性性器官，这种羞耻感根植于德国文化之中。然而，在有些文化中，女性的私处被赋予了美好的寓意，比如女性的私处在梵文中被叫作"Yoni"，它有"源泉""开端""休憩所""停留地""巢"之意。但是我没有选择其他文化中的词，也不想去发明一个新词，因为这样做的话，这个词可能并不能吸引德国的女性读者，而且这个词在德国的文化中也是没有根基的，因此最终我还是采纳了编辑的建议，将"Pussy Yoga"作为本书的书名。

虽然"pussy"如今在大部分语境中仍是一个粗俗的词，但很多现代女性主义者在自己的乐队名、书名和节目名中使用了"pussy"一词，比如致力于宣传女性主义的摇滚乐队Perfect Pussy、女性主义作家雷吉纳·托马肖尔的畅销书*PUSSY*、德国喜剧演员卡罗琳·凯贝库斯的脱口秀节目"Pussy Terror"。现代社会对女性主义的关注也让我进一步下定决心将"Pussy Yoga"作为本书德文版的书名。

我希望你在咖啡馆或地铁上阅读本书，并与你的闺蜜讨论。我们应该对私处问题畅所欲言。

　　除了上述原因，在语音方面，"pussy"的发音更好听；从语义学角度看，"pussy"的词源有"猫咪"之意。自17世纪开始，"pussy"被用来形容女孩和女性。[13]无论是"猫咪"还是"狮子"，将猫科动物与女性私处这个美丽的部位联系起来都是非常美好的。猫咪既温柔又甜美，它们知道如何博得人们的关注和好感；猫咪也懂得如何放松，知道如何享受爱抚；猫咪自信而性感，它们移动起来敏捷、迅速，具有野性之美。这些特质也属于我们的私处，其中有的特质我们已经了解，有的特质还有待我们去探索。从解剖学角度看，本书中的私处包括整个外阴和阴道内部。我们将通过私密瑜伽来找到自己"狂野"的一面，达到身心合一，唤醒我们的"小猫咪"，从而让自己变得自信、温柔、性感且强大。

什么是私密瑜伽?

　　从专业角度讲，只要是在更高的层面"整合"身体和意识，以达到修身养性目的的活动就可以被称为"瑜伽"。瑜伽有许多不同的流派。[14]私密瑜伽的目的也是使练习者的身体和意识连接在一起，它与你所熟知的其他瑜伽流派有相似之处，但私密瑜伽更为灵活，你可以按照私密瑜伽的动作原理自由地探索锻炼盆底的动作，而不必拘泥于本书的练习。重要的是，你要沉浸在练习中，并感受身体和内心世界的解放。私密瑜伽中不存在什么神圣的范式，也没有瑜伽大师。大师就是你的身体、你的私处，它们会引导你。我在本书中分享给你的方法会帮助你找到自己的性感之处和内在力量之源。注意，私密瑜伽并非性感和力量的"制造机"，性感和力量早已存在于你的体内，你只是通过私密瑜伽来寻找、发掘和激活它们。

与其他动物相比，因为人类可以采取措施避孕，所以人类的性行为不仅是为了繁殖，还是为了丰富情感和精神世界，甚至有人能从性行为中获得艺术灵感。性行为有如此多的益处，但是现代女性却较少拥有高质量的性生活，因此她们也无法从性行为中获益。要知道，探戈大师、瑜伽大师和明星厨师并非天生就具有卓越技艺，任何人都不会在没有接受训练的情况下就去参加空手道比赛，你也不可能天生就掌握完美的性技巧，你需要学习和积累经验。知识是可以传递的，这使得后人无须在黑暗中摸索或从零开始，他们可以从最好的人类经验中学习。从数千年前开始，思想家就开始思考和探索攀登性爱的高峰的方法，我们可以从他们的经验中学到让自己愉悦的方法。乐于学习是令人称赞的行为，但是一旦涉及性，一切就都不同了。如果有人承认自己想学习一些有关性和私处的知识，就会收到其他人异样的眼光。阅读本书时，你要将社会对性的偏见抛到脑后，你将通过私密瑜伽学习如何拥有高质量的性生活、如何达到性高潮，以及如何向伴侣表达爱意。

为什么我们的私处和盆底是紧张而没有弹性的？

在12 000年前，人类初步实现安居乐业，从那时开始，人类的生活状态发生了巨大的变化。一方面，人类几乎不再通过进化来优化身体[15]；另一方面，人类的身体和意识的连接越来越不紧密。在以前，打猎、捕鱼、采集野果都需要大量运动，这使得人类的身体总是能够以最佳的方式得到锻炼和使用。当时的人类可以尽情拉伸身体、攀爬、游泳、狩猎，让身心都保持健康。此外，在一个部落中，所有成员无论男女，都需要外出，因此他们都能进行必要的活动。然而，在人类开始驯化动物、种植植物、定居下来后，人类的分工变得明确，于是各种职业出现了，这也导致如今我们中的大多数人每天都在重复相同的活动，一整天都是站着或坐着的。除此之外，乘坐现代交通工具代替了行走，与我们的祖先相比，我们运动得太少了。从报纸和书籍，到广播和电视，再到如今的互联网，传媒的发展让我们越来越沉迷于虚拟世界，越来越难以享受现实生活，我们的业余时间在久坐不动中被消磨掉了。虽然有些人每天能够挤出60分钟的时间去健身房进行运动，但是他们在这60分钟里透支了自己的体力，根本不管运动强度是否对自己的身体有利。

现在，我们平均每天要坐13小时，虽然我们对此早已习以为常，但这对私处和盆底却是致命的。久坐直到最近200年才成为我们的习惯。我们盆底和腹腔器官的问题越来越严重，这与我们生活方式的改变有直接关系。但是，现代生活是美好而便利的，就我而言，我肯定不想和我们的祖先交换生活，不想每日命悬一线，也不想过没有互联网的生活。不过，我们并非无力改变现状，通过练习私密瑜伽，我们可以重新找到我们被现代文明埋没的能力和特质。文明进步和发明创造让我们取得了我们的祖先所没有的成就，这些成就让我们拥有便利的生活，也让我们拥有高质量的性生活，而高质量的性生活是我们的祖先所没有的。

然而，如今我们在极大程度上失去了对身体的感知能力，这让我们没办法有效地应对压力，即使压力源消失了，压力也很难得到减轻。所有动物都会因生理问题和生存威胁而出现精神创伤，但绝大多数动物都能快速从精神创伤中恢复，人类是唯一会长期处于精神创伤状态和长期承受压力的动物。长期承受巨大的压力会严重损害盆底功能。[16]这就形成了一个恶性循环，压力损害盆底功能，而盆底功能受损的人心理状态更不稳定，更容易产生压力。[17]

在许多文化中，私处这个"世界上最美的身体部位"和其他与性有关的身体部位都被视作禁忌和羞耻之物，很多观点至今仍然束缚着我们。尽管拥有高质量的性生活是成功人生的一部分，但如今我们的性生活频率要明显低于以往。[18]知名心理学家摩谢·费登奎斯认为，在现代，私处不仅被赋予贬义，甚至在某些文化中彻底"消失"。[19]

轮到私密瑜伽登场了。通过练习，你将发现自己新的一面，重新感知盆底的存在；你将摆脱旧有的思维模式，在性生活中找到新的乐趣。

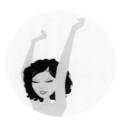

我为何研究盆底？私密瑜伽是如何诞生的？

　　所有刚接触我的人都会问我："你还这么年轻，甚至还没有生过孩子，你为什么会研究盆底呢？"盆底功能受损不仅会导致盆底肌肉萎缩和尿失禁，还会严重影响性生活的质量，这一观点近年来已被广泛接受。尽管我很早就开始对研究性行为感兴趣，并且曾经希望借助性行为来维持一段亲密关系（年轻时，我对异性投入了过多的关注，而忽略了让自己享受生活），但我很长时间都没意识到盆底的重要性。我一直认为进行大量阴道力量训练是让阴道保持健康的诀窍，事实证明，这个观点是错误的。我会在练习6中解释为什么这个观点是错误的，并向你介绍真正能够帮助你保持阴道健康的方法。

盆底在我的生活中可以如此特别

　　在20世纪90年代，当我还是个十几岁的小女孩的时候，我决定学习肚皮舞。那时我整天郁郁寡欢，找不到生活的意义。不过，也有一些神奇的时刻，因为深深地被有节奏感的音乐触动，或在电视上看到一位激情四射的舞者的表演，我突然变得干劲十足，我的身体突然和我的意识产生了紧密连接，我觉得生命还是美好而充满希望的。这些时刻给予了我力量，使我得以在沮丧的日常生活中看到希望和美好。

有一天，处在精神崩溃的边缘，甚至想要一死了之的我突然意识到，既然我连死都不怕，那么我也没什么可失去的，我是自由的，我完全可以去尝试任何我想尝试的事！如果最后我迎来了灾难性结局，或者结果证明我就是个彻头彻尾的失败者，那么我到那时再自杀也不迟。我决定，摆脱自己以往的"壁花"形象。我向往狂野、奔放的生活，追求冒险、浪漫和活力，我被安妮塔·柏柏尔和蒙巴纳斯的吉吉这些出色的舞者所打动。我羡慕她们的自由自在和随心所欲。因此，我下定决心，一定要从我那被厚厚心墙包围的、名为"自我"的封闭小城中走出来。

我在我所居住城市的音像店里发现了一盘肚皮舞录影带，这盘录影带被我多次租借，我沉迷其中，甚至会一边走路一边模仿里面的动作。我能够做出录影带中的动作、充分感受到我的身体，这增加了我的自信心，并渐渐让我摆脱了原来那个令我厌恶

什么是盆底？

人类从400万~600万年前开始直立行走。随着直立行走的实现，人类的骨盆逐渐演化为我们如今所熟悉的样子。

盆底位于骨盆下口处，是腹腔的终点，大多数消化器官、部分泌尿器官和部分生殖器官都位于腹腔内；盆底是由肌肉和筋膜组成的复合结构，它就像网兜一样，可以防止腹腔内的器官从骨盆下口掉下去。在女性怀孕期间，盆底还

的自我形象。身体觉知力给了我一双观察自己内在的眼睛，让我能更好地认识自己；它给予我力量，让我勇敢说出那些与世俗相悖的观点，让我活成了自己想要的样子——充满智慧的、不断进步的、追求自由的样子。学习肚皮舞是我青春期的秘密（很多人认为跳肚皮舞是件丢人的事情，当时的我也不例外），我没有告诉任何人我为什么能够做出这么多性感的动作，我能够公开对其他人说的只是我正在练习芭蕾舞、爵士舞以及瑜伽。要说是否还有其他的因素让我与众不同，那就是我天生的性感和魅力了。

我成了一名肚皮舞者

我第一次正式上肚皮舞课是在2002年，那时我为了完成大学学业去了德国的伍珀塔尔。我至今还记得第一次上肚皮舞课的感受，我既兴奋又困惑。我被充满神秘感的音乐所吸引，它深深

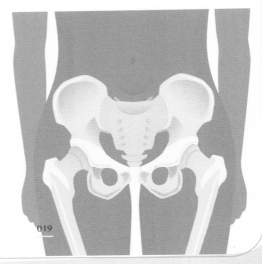

要承受胎儿的重量。我们可以有意识地收紧和放松盆底肌，这意味着我们可以有针对性地对盆底进行训练。

打动了我，让我产生了难以名状的、强烈的对肚皮舞艺术的渴望。尽管这只是初次体验，但是我预感到我以后会与肚皮舞深深结缘。然而，肚皮舞课的不专业和老师传达的世俗观点让我反感甚至愤怒，因为我无法通过肚皮舞课学到肚皮舞律动的精髓。老师对我说，跳肚皮舞只要放松地抖抖肚子就可以了。然而，我对展示美和性感，以及控制身体有着强烈的欲望，我并不满足于此。

> 活动骨盆不仅能让你觉得自己特别有女人味，而且其他人也能从你的身上感觉到这一点。
>
> 汉玛德琳
> 肚皮舞者、作家

尽管肚皮舞课在专业性方面有所欠缺，但是我仍在学习肚皮舞的过程中有所收获，我还发现了一个令我惊叹的事实：女性有很强的凝聚力。身份、背景完全不同的女性可以形成一个相互信任的团体，这个团体中的每个人都张开双臂热情地欢迎我的加入。在此之前，我从未被任何团体接纳过，这让我十分感动。我曾经一直躲在自己建造的茧房里，拒绝展示自己、与他人交流，但在肚皮舞课上，我可以尽情做自己。

在这之后，我有机会向来自伊拉克的肚皮舞老师蒙娜请教，我还接触到了更多优秀的肚皮舞书籍和音乐。我拼命学习有关东方文化和舞蹈的知识，并有机会第一次观看了肚皮舞表演，还找到了两位出色的舞蹈老师伊索尔德·阿克曼和萨尔玛·亚历山德拉·阿卜杜勒哈迪，她们跟我分享了很多关于东方舞的知识。我一边学习舞蹈知识，一边练习舞蹈动作，我参加了学校周边所有的舞蹈讲习班，每一堂课都让我沉浸其中、获益匪浅。我意识到，我所学到的东西远远无法满足我，前方还有未知的世界等着我去探索。

后面的经历我不再详述：在接下来的几年中，我梦想成真，成为一名肚皮舞者。我搬到了德国柏林，并举办了个人演出。我在演出中将东方文化与德国流行文化融合在一起，这种演出形式受到了观众的喜爱。于是，我登上了更大的舞台，并出现在电视节目中。但是，我觉得自己还是缺了点儿什么。我总是感觉当下的状态不够好，我的舞蹈中缺乏最基础的东西。为了找到我缺失的东西，我一直在寻找可以为我指点迷津的人。

前往埃及

在搜索肚皮舞的发祥地时，我发现埃及的肚皮舞明星在本国拥有与欧美流行偶像相似的地位，她们会和规模巨大的乐队一起登上五星级酒店和电视台的舞台。这些肚皮舞明星有着不可思议的魅力，她们能完美地诠释埃及的经典音乐和诗歌，让观众感动不已；她们能使观众产生精神上的共鸣，让他们受到震撼、又哭又笑，这种情景是我从未见过的。在阿拉伯语中，甚至有一个专门用来形容这一情景的词——Tarab[20~21]。我们在其他所有语言中都无法找到对应"Tarab"的词。这些舞者带给了我前所未有的震撼，我迫不及待地想向她们学习。为什么她们能如此充满活力地用自己的身体进行表达呢？

这些舞者时而是性感的蛇蝎美人，时而是迷茫无措的单纯少女；她们可能上一秒还表现得郁郁寡欢，下一秒就又变得灵动而有活力，观众的心神完全被她们的一举一动牵着走。虽然她们的动作幅度很小，但动作的感染力却非常强，她们的动作似乎就是从她们的骨盆、腹部发出的。有时，观众可能什么都看不到，但会产生强烈的紧张感，甚至会起一身鸡皮疙瘩。这些舞者简直就是在创造奇迹！作为观众，我满头大汗，面部滚烫，身体一会儿冷一会儿热。我感受到了一种我之前从未感受过的强烈情感。

> 我感觉自己已经找到了一直想要寻找的东西。

这些肚皮舞舞者仿佛能够让空气中充满电流，让她们所表达的情绪感染所有的观众，她们并不高大，甚至看上去有些脆弱，但她们肆意展现自己的情景又让她们显得无比强大。我深受震撼，久久无法从受到的震撼中抽离出来。于是，我留在了埃及，四处观看演出，参加私人肚皮舞培训课和讲习班。培训课和讲习班的老师始终将舞者身份放在老师身份的前面。她们在教学时完全跟随直觉，很少说话。一方面，学生模仿她们的动作，就像孩子模仿父母一样[22]；另一方面，学生向她们学习如何通过舞蹈动作来提高自己对身体的感知能力，更好地探寻自己体内蕴藏的力量，这种通过亲身体验来积累经验从而改变认知的行为就叫"具身认知"[23~24]。很快，我从老师那里学会了肚皮舞动作，也学会了如何敞开心扉，如何感受身体并相信直觉的引导。

我的身体充满活力和力量，我感觉我的身体找到了"家"。

但我还是不明白我在埃及所看到的幅度极小却感染力极强的动作是如何做出来的。很明显，这些女性的骨盆和西方女性的骨盆很不相同，但我不知道不同之处究竟在哪里。我意识到，她们的骨盆中存在着一股力量，而我的骨盆则很虚弱，甚至麻木，好像我没有自己的"根"，也没有核心。我对自己的私处很熟悉，因此我的骨盆问题并不在于我缺乏关于私处的生理知识。我缺乏的到底是什么呢？显然，我的埃及肚皮舞老师也不知道自己为何能够做出如此独特的动作，她们仅仅凭借直觉就做出来了。

我渐渐明白，我不应该把希望全都寄托在她们身上，也不应该只靠直觉来寻找答案。我与某种古老的东西之间的联系是被完全切断的，但这些女性却与之相接。我想找到它，因为这不仅能让我成为更好的艺术家，还能让我成为能够运用内在力量的强大女性。这种想法让我激动不已，我想借助现代科学和传统身心方法深入了解我的身体。我想尽最大努力找到答案。

具身是道路

回到德国后，我开始借助理疗、按摩、解剖学和舞蹈理论来深入了解我的身体、意识和灵魂，我想了解一切。我发现，仅仅做到理解我的身体就已经能够让我成为更好的舞者了。而在意识与身体之间建立的纽带则让我的内在力量得到了更好的释放。我越来越确信，能让我的身体变得强健而灵活的东西也能解放我的内心。当我觉得自己充满活力时，我也会感到自己的舞蹈表现力随之达到顶峰。身体是通往内心的道路，也是反映内心的镜子。我越好地理解自己的身体，就能越好地从整体上了解我自己。在舞蹈中，我的动作越灵活，我的内心就越自由。

> 通过在身体与意识之间建立纽带，我感到寻回了我体内仿佛丢失已久的、对我来说既熟悉又陌生的一部分。失而复得让我心生喜悦，疗愈创伤使我感到释然，这些感情让我流下感动的泪水。紧张情绪的消除或身体阻塞之处的疏通都释放了我受到压抑的灵魂。我看得更清楚，有了更多力量，并感受到了前所未有的自由。我知道，我走上了正确的道路。

2006年，我开始教授肚皮舞。我惊讶地发现，之前所有让我深受感动的东西也会触动我的学员。她们不仅想学习肚皮舞，还想找回对身体的感知能力。在我的教导之下，她们都能做到这两点，并且受益匪浅。这让我感到振奋不已！很多私密瑜伽练习的灵感是我在授课时自然涌现的。在授课的过程中，我大部分时候都能够进入心流的状态，我感觉自己正在漫无目的地沿着一条小路一直走，我忘记了我是谁，我专注于当下，仿佛其他一切都不存在。

我能在一段亲密关系中更享受、更主动、更自由，我摆脱了许多束缚。我感到自己更有魅力、更吸引人，我可以更好地控制我的情绪。

安吉莉卡·卡莫纳
心理医生

在一些人看来，我的课程可能并不那么有吸引力或能够让学员迅速看到效果，但它却能以一种特殊的方式让我的学员受到触动并感到充实。瑜伽中有一个术语"具身"，它指的是"通过身体的反应找到真实的自我"，这正是我的课程的宗旨。

在我2007年取得建筑学学位后，我必须做出决定，是继续已经小有成就的舞者事业，还是成为一名建筑师，因为我需要100%地投入我的工作。做决定并不容易，因为我对这两个领域都很感兴趣。但是，如果成为建筑师，我就没有时间研究身体和意识了，一想到要放弃研究这个充满谜题的领域，我就感到心痛。经过激烈的思想斗争，我最终决定继续做一名舞者。

盆底是钥匙

我开始全力投入到舞蹈训练中，也终于有机会能够全身心研究身体与意识的连接；我与专业人士交流，研究各个舞种。我的罗尔芬结构整合疗法教练建议我更仔细地研究盆底。刚听到这个建议时，我感到有点儿被冒犯：我可是个职业舞者，我在跳舞时一定能够活动到我的盆底。但认真思考后，我产生了怀疑，难道事实并非如此？我必须弄明白。我开始查阅大量有关盆底的文献，尝试做各种动作并进行比较。我发现文献中存在很多矛盾的信息，不过贝妮塔·阚提妮的"阚提妮锻炼法"和埃里克·富兰克林的盆底疗法[25]对我的启发最大。我研究他们的方法，按照他们的方法练习，并在跳舞时采用他们的方法。果然，我逐渐感受到，我找到了实现身心合一的方法，找到了我的"根"。

> 盆底似乎能够解答我的所有疑问。我不仅能通过锻炼盆底获得埃及肚皮舞舞者所拥有的力量，还能摆脱焦虑、迷茫和自卑。私密瑜伽针对的是练习者的生殖轮，而大部分人的生殖轮长期处于缺乏能量的状态。

作为女性舞者，盆底使我受益良多。跳舞时，我不再需要刻意卖弄舞蹈技巧，向观众证明自己的舞艺有多么高超。我内心平静，在表演时还能与观众建立更深的联系。我享受当下，能更清晰、更真实地表达自己。我拥有了一种能够震撼我和观众的力量，每当这种力量出现时，我的体内仿佛有丝丝电流穿过，让我能通过肢体动作向观众表达无法用语言表达的感受。我对性的感受也发生了变化，我不仅拥有了更强的性欲，也能更好地调动自己的盆底，这使我产生了更美好的性体验。通过锻炼盆底和放松私处，我第一次在性生活中产生了自由自在的感觉，我不需要去取悦别人，也不需要被别人取悦。我的学员在练习了私密瑜伽后都产生了和我相同的感觉，并因此感到振奋！每个通过我的方法找到"钥匙"的女性都非常感动和惊讶，因为开启她们的内在力量的开关就在她们的体内。私密瑜伽对我们每个人都能发挥重要的作用。

感官具身

感官具身是我感知盆底存在力的方法，它也是私密瑜伽的重要方法之一。我们在前文已经了解了具身的含义，而感官具身指的就是利用我们的感官来感知身体的反应以释放内在力量和找到真实的自我。2006年以来，所有在我的建议下使用这个方法的女性都收获了良好的效果。

在我的人生中，我一直在寻找让我更有活力、更强大和情感更充沛的方法，这是我的工作的一部分；我很开心地看到，这也成为很多科学家的研究目标。本书不仅仅来自我的经验，更是以很多心理学家、治疗师、医生以及科学家的最新研究为基础创作的。

> 你的意识从何而来？你的感受从何而来？你能感知自己身体的存在力吗？

针对以上问题，各学科的科学家、哲学家和灵性导师给出的回答是不同的，而且很多回答不够客观、科学。

大部分人认为，我们的身体和意识是不可分割的，至少在我们活着的时候是这样的。也就是说，从我们出生那一刻起，意识就存在于我们的身体某处。

但是，身体和意识究竟是如何连接的，心理学界和临床医学界对此一直存在争议。

现在，很多人把意识和身体割裂开：意识是高尚的、纯洁的，它代表理想和道德；而身体是有罪的、容易冲动的。笛卡儿提出"我思故我在"，他认为意识才是我们真正的自我，而身体只是意识的载体。

直到今天，很多人依然认为意识是凌驾于身体之上的。有人认为，对身体及其潜能的不了解和忽视是如今人们普遍处于重压之下和现代病流行的主要原因。[26]只注重意识层面的进步并不能使人类全面发展，因为尽管我们越来越了解人类，但根据世界卫生组织的报告，心理疾病和身心疾病在发达国家的发病率却越来越高。[27]感官具身对保持身心健康，特别是对拥有高质量的性生活至关重要。没有感官具身，我们就不容易产生感官体验，就难以达到性高潮，我们的盆底就只能一直"沉睡"。

> 好消息是，只要掌握了正确的方法，我们都能建立身体和意识的连接。这其实一点儿也不难，而且很有趣。在练习过私密瑜伽后，你就会对自己身体的巨大潜能有新的认识。

> 在备孕9年后，女性力量的觉醒和盆底的放松终于让我迎来了我的小儿子。
>
> 多萝西·罗丹
> 探戈老师

身体觉知力是怎样产生的？

我们的身体和意识是如何连接的？身体和意识的连接对我

们有什么影响？让我们来简单看看我们的成长和发育过程：在胚胎时期，我们就已经开始认识自己的身体了；在孕妇怀孕的第七周，胎儿的大脑开始快速发育，大量神经元产生，并将身体的状态报告给大脑。这样，身体和神经系统的第一次连接出现了。随着胎儿的发育，胎儿的肢体动作越来越协调，这促进了胎儿大脑中大量神经突触的产生，身体和神经系统的连接日趋稳定，身体的运动模式已经在胎儿的大脑中形成了。

在完全无意识的状态下，我们的大脑中已经形成了特定的运动模式，但是这并不代表我们的运动模式无法改变。大脑最基本的任务是建立、维持和改变神经元之间的连接。[28]我们所处的环境以及我们的思维每天都在变化，我们的大脑每天也在改变。直到生命的尽头，我们的大脑仍在建立新的神经元连接。

神经系统为了适应外界条件不断改变神经通路和突触结构的现象被称为"神经可塑性"。想要加强我们身体和意识的连接，增强神经可塑性是更简单、可持续的方法。[29]而私密瑜伽是增强神经可塑性的最有效方法之一。

我们是如何丢掉我们的身体觉知力的？

出生后，我们的监护人对我们的思想、感情和行为的评估在我们发展自身形象的过程中起到至关重要的作用。在婴儿时期，我们的生活完全依附于我们的监护人，只有他们会让我们感到舒适。出于这个理由，我们的自我形象中可能包含了一些与我们真实的自我形象不相符的特征，这些特征就是受到我们的监护人等外部因素的影响而出现的。外部因素有可能改变或抑制我们的潜能，甚至阻断我们的意识与身体的连接。随着我们的成长，我们与周围人的差异越来越明显地体现了出来，比如，父母或老师觉得我们精力过剩，太好动，于是用规矩来约束我们，我们就知道了，好动这种天性是不受欢迎的，我们就会压抑它，以避免受到惩罚。最终，我们可能会为我们的需求和行为感到羞耻，并尽力压抑自己的需求和阻止行为的出现。

在婴儿期，我们会毫无顾忌地表达自己的情感，比如不舒服时，我们就会大哭大叫；开心时，我们就会一边大笑一边拍手。然而后来，我们渐渐学会了压抑情感和避免直接表达情感。在不知不觉中，我们展现的自我形象与我们真实的自我形象差距越来越大，我们对自己也越来越陌生。我们的深层需求让位于我们对"合群"的渴望，我们一味地压抑我们的需求和情感，这也让我们与身体的实际需求越来越远。如果我们一直对此一无所知，那么年纪越大，我们与自己的内心就越疏远，我们发掘并展示真实的自我的可能性就越小。我们与自己的内心越疏远，我们就越担心失去已有的东西。我们会对自己已经拥有的东西深信不疑，并对与自

在我的双胞胎出生后，我终于能够活动一下自己的骨盆了，我感到身体更灵活、更柔软，生活也更快乐、更轻松。

多米凯拉·帕罗萨努
教师

己不同的人指指点点，比如，有些女性会将自信、性感的女性视为异类或威胁，而非视作激励自己做出改变的人。

> 根据我的经验，我们为融入社会或家庭所牺牲的个性正是我们终生所渴求的，否则，我们不会时常感到空虚。

嫉妒也是我们天生就有的情感，我们不应该完全压抑它。产生嫉妒是一个信号，它代表你意识到，有种你需要的东西目前你还没有。压抑嫉妒是愚蠢的行为，这是掩耳盗铃，就像你发现汽车仪表盘上的指示灯不停闪烁，你没有去寻找指示灯闪烁的原因并修理汽车，反而把仪表盘盖住。你产生的所有情感都是有意义的，你的内心正在呼唤你，希望获得你的关注。如果你压抑自己的情感，你就会与自己的内心分离，也与你真实的自我形象越来越远。

在潜意识中寻找宝藏

我们不断适应环境的原因在于，我们需要生存，我们担心受到惩罚或被社会排斥。人类是社会性动物，幸福的人生需要他人的参与，所以被他人排斥对我们是实实在在的威胁，我们会因此产生恐惧。而恐惧是一种强烈的情感，恐惧越强烈，我们想要消除威胁的渴望就越强烈。

因此，在我们还是孩子时，我们就习惯于适应环境，以消除威胁，这是由我们的生存机制决定的。这种生存机制被我们无意识地带入成年阶段，对我们造成负面影响。

然而，不仅惩罚会迫使我们适应环境，周围的人也会影响我们，我们会不由自主地模仿他们，以融入他们。镜像神经元——人们在做某个动作和观察相同动作时，大脑中执行相同动作的神经元——使得我们有着通过模仿来学习的超强能力。我们不仅会模仿父母的走路姿势和笑容，还在不知不觉中接受了他们的价值观。[30]

> 通过练习私密瑜伽，你不仅能锻炼自己的盆底，
> 还能提高性生活质量，使你的身体和意识连接起来，
> 让你能够按自己的想法安排自己的生活。

美国著名心理学家尤金·T. 简德林一直致力于寻找"长期心理治疗的成功率如此之低"的原因，为此，他研究了数千例使用不同方法的心理治疗案例。他发现，治疗成功率低的原因并不是治疗师水平低或治疗方法不合适，而是患者的内在没有得到足够的关注。心理治疗成功的关键在于患者能产生一种被研究者称为"体感"的感受。"体感"是由"felt sense"翻译而来的，从字面上看，"felt sense"的意思是"感受到的意义"，也就是我们身体的智慧或我们的直觉。体感是一种很强烈的感受，但是

我们很难了解这种感受从何而来。

在患者产生体感后，借助于身体的智慧，患者就能感受到自己正在发生积极的变化。这样，患者就能更好地判断自己的问题，自己战胜危机、消除困扰，并使创伤愈合。有的人可以本能地使用身体的直觉，因为它是与生俱来的，它就藏在我们的体内。但是，我们对身体的忽略和不信任却让我们越来越难以使用身体的直觉。[31]

我在前文解释了我们为什么要使用身体的直觉，但是，这不代表理智的分析是不好的。只使用理智的人很难充分发掘自己身体的潜力，我想通过私密瑜伽唤醒你的身体直觉，让你产生全新的感官体验。

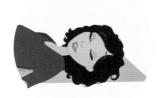

自信＝性感

自信的女性是性感的，拥有更美好的性体验也让她们更自信。我们如何做才能变得自信呢？实际上，鼓励和肯定对增强自信心并没有什么实质性帮助。不用担心，我们已经找到了能够有效增强自信心的方法！

自信并不取决于我们的自我评价，而取决于我们的自我评价与实际情况的匹配度，即我们对自己的认知是否准确。我们的内心渴望统一性，也就是希望我们所想的、所感受的和我们所做的事情之间没有冲突。当自我评价与实际情况不一致时，我们的身体内部就会产生冲突[32]，导致压力过大并造成能量的消耗。

在一项研究中，研究人员比较了受试者意识和潜意识层面的自我评价，并根据一定的标准为他们的自信程度打分。结果发现，意识和潜意识层面自我评价一致的受试者比不一致的受试者更自信。在意识和潜意识层面都觉得自己很棒的受试者最为自信；令人惊讶的是，自信程度紧随其后的是在意识和潜意识层面都觉得自己不怎么样的受试者；而表现得自信、内心却缺乏安全感的受试者和表现得谦卑、内心却桀骜不驯的受试者的自信程度相似，且低于前两者。[33]

因此，鼓励和肯定对意识和潜意识层面认知不一致的人弊大于利，获得自信的真正途径是有准确一致的自我认知。

如果你看到或听到对你的鼓励或肯定，并心生期待，你就要利用好这些评价，它们能使你获益匪浅。

然而，如果你看到或听到对你的鼓励或肯定，却感到畏缩或失落，这就代表你其实在潜意识里并不相信这些评价，因此，把这些评价当作增强自信心的咒语，一遍遍地在心里重复是有害无利的。忽略这些评价吧，或者分析自己的矛盾感从何而来，这样你就会更了解自己。练习 59 将对你有所帮助。

身心的相互影响

我们是否自信也会反映在我们的姿态上。自信的人通常背挺得比较直。[34]而当我们通过锻炼盆底矫正姿态或有意识地端正身体时，哪怕姿态只是有了一点点改变，我们都会感到更自信、更有勇气、更有创造力、更有力量；此外，我们在智力、意志力和创造力测试中也能获得更好的成绩。[35]有研究表明，在交流中，我们如果姿态端正，就更容易得到他人的重视。[36]

糟糕的姿态和较差的自我认知会形成"恶性循环"，而端正的姿态和较好的自我认知也会相互影响。私密瑜伽能使你的骨盆端正，让你身体挺拔。一项来自迷走神经领域专家斯蒂芬·波尔格斯教授的研究表明，挺直的背部不仅让我们更自信，还能显著减轻压力。[37]

压力让你不性感

　　我们的神经系统可分为受主观意识控制的运动神经系统和不受主观意识控制、可自行调节各种生理功能的自主神经系统。躯体运动神经系统使得我们能够有意识地运用我们的感官感受周边环境；而自主神经系统控制着很多性命攸关的生理功能，比如心跳、呼吸、消化，还控制着我们的性功能。我们的性生活质量在很大程度上与自主神经系统相关。自主神经系统又可分为交感神经系统和副交感神经系统，这两个系统功能相反，协同工作。

　　交感神经系统能增强我们的身体功能，在紧急情况或进行身体活动时被激活。心率增加、呼吸加快和肾上腺素分泌增加都表明交感神经系统正在发挥作用。与之相对的，副交感神经系统能够减轻压力、放松身体，它与入睡、吃饭、消化、拥抱、哺乳和性交等活动有关。

　　压力作用于交感神经系统让我们快速进入逃跑、战斗或在必要时静止不动的状态，这时在我们体内释放的大量压力激素让消化系统无法工作，也让我们的姿态和肌肉张力发生变化。如果我们没有及时得到放松，不断出现的压力就会导致慢性紧张情绪的产生。我们的姿态直接作用于我们的心理，很快我们就会陷入恶性循环之中。交感神经系统的慢性激活会导致器官发生永久性变化，从而引发身心疾病。

　　性生活和亲密关系对我们的身心健康至关重要，它们能够

"安抚"被激活的自主神经系统，是很好的"减压剂"，而我们女性拥有真正的亲密关系和高质量的性生活的前提是我们感到舒适和安全。只有交感神经系统和副交感神经系统取得平衡，我们才能"性"奋起来。[38]只有当我们在性活动中感到安全时，我们体内才会释放"爱的激素"——催产素来让我们达到性高潮。如果我们感受到压力，压力就会阻止催产素的释放。[39]这一切都不受我们的主观意识控制，我们无法按个按钮就将交感神经系统和副交感神经系统打开或关上。但是，通过练习私密瑜伽，我们可以学会有意识地放松身体，这样做能对神经系统产生间接影响。

放松并不容易

最新科学研究表明，高质量性生活的"杀手"并非错误的或不好的性技巧，而是压力。大部分人疲于应对每天的工作和生活，根本意识不到其实自己已经处于重压之下了。我们时常提醒自己，要完成自己该做的事情，因为我们从小就被教导要有责任心。于是，我们完成了一件事情后，下一件事情马上又来了，直到一切都完美解决后，我们才能好好地睡一觉。不干完所有事情就休息是偷懒，而且我们也很难得到真正的休息，因为焦虑和不安一直困扰着我们。休息一下的念头刚浮上脑际，我们可能就看到了某个励志演讲，它告诉我们必须离开舒适区，否则我们就只能在原地踏步，甚至会退步，于是焦虑和不安又卷土重来。但是持续感到焦虑和不安是有害的，如果不解决这个问题，我们会一直被压力困住。

压力不仅来自威胁，比如截止日期，还来自我们对自己的负面想法。压力会逐渐损害盆底的功能，破坏激素平衡，导致睡眠障碍，这些后果反过来进一步使我们的压力水平升高，这是个恶性循环。[40~41]我们该如何打破这个恶性循环呢？偶尔放松一下是好事，不过"放松一下"的疗愈效果无法持续，很快，我们又会处于重压之下，从而陷入恶性循环中。

> 我们可以借助私密瑜伽来打破恶性循环、学会如何有意识地放松身体，从而进入放松的状态中。有研究表明，内心的平静能够给予我们力量，只有当我们彻底放松的时候，灵感和力量才能从我们体内迸发，性欲才能更好地得到释放。[42]

如果你对盆底施加压力、强迫自己达到性高潮，将享受的过程变成了必须完成的"任务"，那么本书也有可能成为你的压力来源。正如教育家鲁道夫·克拉茨特所说："练习过度反而会造成能力不足。"[43]这句话也适用于练习私密瑜伽。

为了避免练习过度，我希望你把对练习效果的关注转移到对感受和体验的关注上来。感受比效果更重要。如果你持续地认真感受，长远来看，你一定会向更好的方向改变，你的生活也会因此变得丰富多彩。控制自己的思维，让自己在任何时候都能保持放松，而私密瑜伽的作用就是让你拥有轻松而感性的生活态度。

打通身心的连接

如果想有针对性地激活和使用骨盆，我们必须先知道它的位置。实际上，我们大部分人对自己的骨盆非常陌生。我们应该利用身体觉知力来加强身心合一，从而在锻炼或日常活动中使骨盆灵活地运动。具体来说，我们要用上身心动作练习的方法，提前在脑海中生成我们想做的动作或肌肉运动的画面。

根据我的经验，身心动作练习是唯一能够让我们了解和控制骨盆的方法，它也是传统骨盆训练中所缺少的。传统骨盆训练徒劳无功的主要原因就在于此。

如果你要很努力才能活动你的盆底，那么你可能用了错误的活动方法，或者使用了错误的肌肉来活动盆底，从而使你的盆底得不到有效的锻炼。

> 我要借用物理学家、身心学著名学者摩谢·费登奎斯的一句话："只有当你知道自己在做什么的时候，你才能做到自己想要做的事。"[44]

我的练习原则是：少即是多。过度练习是错误的，我们都需要放松，我们现在得到的放松是远远不够的。

我曾与上千名女性共事，根据与她们共事的经验，我知道想做到彻底的放松并不容易，特别是当你的盆底已经出现了问题，想快速解决问题的时候。但此时最重要的是不要让肌肉过度紧张，要了解自己的实际情况。只有这样，你才能让你的骨盆成为你的健康基石，让它为你的日常生活和性生活助力。

在我的练习方法中，最重要的一点是，要充分享受练习，而不要机械地活动自己的盆底。

在按照说明练习30分钟后，你通常就能感受到自己身体的变化。我们的肌肉会对我们想象中的动作做出不易察觉的反应。这些反应可能过于细微，以至于你根本感受不到它们，但是这并不意味着练习没有效果。

身心动作练习不仅能唤醒你的内在力量，让你在日常生活中更专注，还能让你轻松地锻炼盆底。你会感到自己对盆底的控制在不断加强，你能越来越自如地激活和锻炼自己的盆底。信任是

安排好时间——定闹钟

根据我的经验，我们女性其实并不很懂得为自己留出时间。太多庞杂的事情会打搅我们。如果没有教练、视频或音频的指导，只是一边看书一边练习，我们很有可能走马观花，匆匆结束练习，或者中断练习，去洗衣服或回邮件。

也有可能你只是读了一遍这本书，完全没有尝试本书的练习，这本书就被你束之高阁了。"一会儿再说吧"——可能这个"一会儿"永远也不会到来了。如果你觉得你可能会变成这样，那么我有如下建议。

一切的前提，你一定要相信练习是有效的！

在脑海中想象你的身体在运动，感受骨盆的变化，你会发现体内有什么东西觉醒了。

身心动作练习还有个优点，它能强化左右脑的协同工作，让我们更聪明、更有创造性。身体觉知力的增强还能促进与自主神经系统有关的大脑皮质和与躯体运动神经系统有关的大脑皮质之间的神经连接。身心动作练习的效果和深度冥想的效果有异曲同工之妙。[45]此外，你还能借助身心动作练习摆脱自己的坏习惯。因为不知道盆底的位置，在练习瑜伽或普拉提时你可能会习惯于使自己的盆底过度紧张。你唯一要做的就是抛开到目前为止你所学到的一切，用放松而自然的方式与自己的身体建立连接，让身体的智慧引导你活动。

每天给自己留出一段时间，比如30分钟，你要在这段时间内完全投入练习。为练习设置闹钟提醒，选个好听的铃声，铃声最好是缓和悦耳的，不要每次都把你吓一跳。你在练习时应感到安逸舒适，仿佛在做水疗，而非在健身房里挥汗如雨。练习时，不要把表等计时工具放在身边，否则你就无法把全部注意力集中在练习上，只会时刻想去看时间。

如果你感到自己能在这段时间里全身心地练习，而且练习对你来说很有效，那这一切对你来说就是完美的。

如果你觉得自己很难抽空练习，不妨定个闹钟试试。

一步步掌控你的盆底

在本书中，一些练习配图中标注了运动方向，在练习时，一定要按照标注的方向活动身体，以有效地活动盆底。私密瑜伽能够让我们的身体找到最自然、最舒服的运动模式，这样我们的身体就不会再维持以前对身体产生负担的、甚至会导致疾病和不适（如肌肉痉挛）的运动模式。坚持练习私密瑜伽，我们的肌肉就会按正确的模式发力，我们在运动中就无须有意识地控制肌肉。

性行为和运动是一样的，只有所有需要用到的肌肉有效整合、自动联动，我们才能随心所欲地活动，不用时刻想着技巧，能够完全沉浸在激情时刻中。

为了让尽可能多的女性直观地了解自己的盆底，在过去的12年里，我设计了一套完整的感受和锻炼骨盆的练习。好奇心和轻松感是这套练习的核心，因为一旦过于苛求自己，练习者的盆底就又会丧失灵活性。因此，按照本书的指导进行练习时，你需要注意以下2点。

★从第一项练习开始，按照顺序一项一项地做练习，每项练习都要练到自己满意为止。如果你觉得自己在练习时遇到了瓶颈，那么下次要继续做这项有问题的练习。

★如果你对自己当下取得的成果很满意，并且认为自己处在正确的练习轨道上，那就继续练习，直到你掌握了所有练习。当你对自己的身体很熟悉后，你就能通过直觉找到适合自己的练习强度。

　　本书能让你更好地掌控自己的身体和盆底，让你清楚地知道如何让自己的身体达到最佳状态。

如何收到最佳练习效果？

　　本书中的练习强度并不大，都非常轻松，你会感到自己就像做了一次水疗。练习的这段时间是独属于你自己的，练习时长取决于你自己，5分钟到2小时皆可。练习结束后，你应该感到放松而愉悦，就像刚度假归来。练习的时间越长，效果越好，但是因为我们中的绝大部分人都需要工作，所以在练习上投入太多时间并不现实。如果你在练习后感到肌肉酸痛，可以休息几天。如果你已经连续练习了好几天，那么休息几天也是有好处的，可以给身体一段时间来适应新的运动模式。当然，每天练习效果最好。你可以在起床后或睡前练习。

　　你可以先从早上练习15分钟、晚上练习5分钟开始，你很快就会发现自己在练习后状态非常好，你甚至会主动延长练习时间。你也可以每天早上练习5分钟，每周抽两三天在晚上再练习30分钟。一旦开始练习，你就要坚持下去，不要轻易放弃，未来的你一定会感谢现在努力的你。

虽然你可能不会那么快速地看到效果，但练习会对你的心理和思维持续产生积极的影响。你在处理事情时能够更好地权衡利弊，思维更清晰；你会对自己和自己的生活有新的认识。通过调整身体，你将获得更开阔的视野。

根据我的经验，如果我有一段时间没有通过私密瑜伽感受我的身体，我的生活质量就会不断下降，我就会找不到身体的平衡、注意力不集中、思维不清晰。这些问题会影响我从工作到与伴侣关系的方方面面。我的诀窍是无论在顺境还是逆境中都坚持练习私密瑜伽。

不过不用担心，私密瑜伽并不是无聊的任务，你能轻松地坚持下去，因为你已经知道什么才是重要的。私密瑜伽的每项练习都是一次进入你的身体的旅行，你会从内到外认识自己的身体。

越了解自己的身体，你就越相信身体传达给你的信号，就越了解自己身体的极限和取悦自己的方法。感受到骨盆的存在是激活、强化、放松骨盆的前提。

本书的所有练习都对你的身体尤其是骨盆有利，能让你感到愉悦、放松和享受。

在哪里练习？

找一个私密的、能让你感到放松的空间，穿上方便活动的衣服，选择柔软舒服的垫子（可以是地毯、瑜伽垫或者毛毯）。我个人比较喜欢使用蓬松的毛毯，我会把毛毯铺开，躺在又软又大的毛毯上，我的身体和感官都可以获得最大程度的放松。练习私密瑜伽的时间是你为自己的健康和美丽付出的时间，你要享受这段时间，就像享受一次豪华水疗一样，在安宁而平静的环境中感受自己的身体。

> 你可以在早上或晚上练习私密瑜伽。如果你有睡眠问题，私密瑜伽能够帮助你充分放松，从而帮助你更好地入睡。

当你掌握了私密瑜伽的所有练习，知道自己最喜欢哪项练习后，你就可以根据自己的需求自行练习了，比如你可以改变练习顺序或者只做几项练习。几乎所有私密瑜伽的练习都没有空间和时间的限制（但有些需要改变形式），无论你是坐着、躺着，还是蹲着、站着，甚至你在行走的时候都可以练习私密瑜伽，你可以像大部分行人一样注视着前方，没人会知道你正在做什么。我曾经尝试在乘坐各种交通工具时（比如坐飞机和汽车时）练习私密瑜伽。虽然身处狭小的空间，但我仿佛进行了一次短途旅行，也像进行了一次短暂的冥想。练习后，我感到精神焕发，身体更挺拔，但是在旅途中读书、聊天或者写邮件则不会让我产生类似的感觉。你甚至可以在排队时练习私密瑜伽，特别是当你很着急但是队伍却一动不动时。私密瑜伽能够帮助你恢复对自己的掌控感，消除焦虑和不安。

> 你可以在任何地方练习私密瑜伽，而且你不需要购买道具，你的身体就是道具。在练习时，你能够放松自己、集中注意力、补充身体能量、释放你的性感魅力。

练习私密瑜伽不需要制订严格的练习方案，你也不需要进行自我激励。把私密瑜伽当作你日常生活的一部分，去享受练习。让你更好地在性生活中取悦伴侣绝非私密瑜伽的最终目的，但是私密瑜伽可以带给你和你的伴侣一段美妙的时光。

为什么做总结很重要？

一定要花一些时间来做总结。我在创作本书时，将做总结作为有些练习的步骤。此外，本书中还有专门的总结练习。你可以在自己需要的时候做总结，但是绝对不能随便放弃做总结。在做总结时你会感到非常放松，体内的压力得到释放，但它更重要的作用是帮助神经系统整合从练习中获得的信息，它是练习中不可缺少的重要步骤。做总结还能锻炼大脑，让你的感官更敏锐，让你对身体内部做出准确的评估，让你更接近自己的内心。此外，做总结能强化你的平衡能力和本体感觉（指你对肌肉、关节等运动器官状态的感知）能力。[46]总结还能让你感受到全新的自我，更自尊自爱。

探索你的
身体吧！

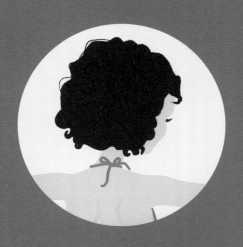

唤醒骨盆

　　这部分练习将帮助我们重新感知骨盆的存在。我们将化身"探险家"探索这片未知的领域，我们将渐渐描绘出关于骨盆的完整"地图"，并对骨盆和盆底形成完整的认知。只有当我们正确地认识了骨盆，我们才能有意识地使用和锻炼它。

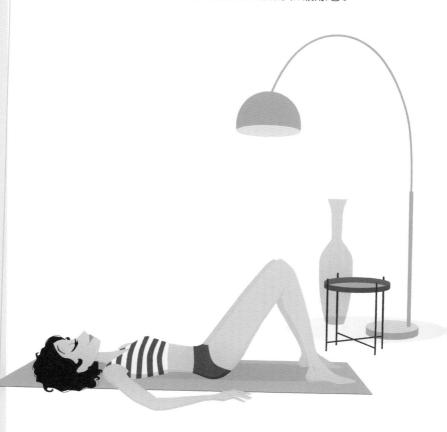

✧ 练习1　全面感知骨盆的存在

　　让我们从了解骨盆的结构开始。我们的目标是通过私密瑜伽来充分活动骨盆。私密瑜伽是活动骨盆、激活盆底，以及建立盆底与周围肌肉连接的最有效的方法，它能够让盆底在最大程度上发挥作用。让我们首先确定骨盆的位置。

　　我们的骨盆是由左右髋骨、骶骨和尾骨组成的。骶骨是脊柱的一部分，位于脊柱与骨盆的相交之处。骶骨下方是脊柱的最后一部分，我们的"小尾巴"——尾骨。尾骨常被我们所忽视，但它与我们的盆底相连，是非常重要的。

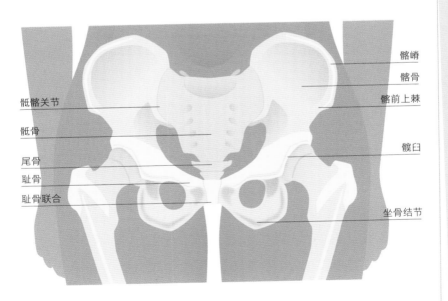

髂嵴

髂骨

骶髂关节

髂前上棘

骶骨

髋臼

尾骨

耻骨

耻骨联合

坐骨结节

1 以桥式的起始姿势开始。仰卧，屈膝，双脚踩在瑜伽垫上。使脊柱伸展，放松身体。找到髂前上棘，这是腹部左右两侧凸出的骨骼结构。在仰卧的状态下，髂前上棘可能比较明显。将双手放在髂前上棘处，用手指施加一定的压力，用心感受髂前上棘，与其进行深入"交流"。不要担心，你不会把自己弄伤，只要髂前上棘处产生一定的感觉即可，有的按摩师在为客人按摩时也会这样做。双手向髂嵴方向滑动，直到触到脊柱，感受从髂前上棘到脊柱的整条路径。在触摸的过程中，你需要将骨盆抬高。

2 髂骨与骶骨的连接处是骶髂关节，骶髂关节使骨盆具有一定的活动性。你将在短短的几分钟里激活这个部位，你要尝试感知骶髂关节的存在。将手臂放到身体两侧，恢复仰卧、屈膝的状态。

3 将双手仍放在髂前上棘处。髂前上棘被腹股沟处的筋膜和肌肉所覆盖。双手沿腹股沟向下移动，找到耻骨。耻骨中的"耻"字暗示了它多年来"见不得光"的身份，而在私密瑜伽中，我们要重新给予这位"灰姑娘"足够的重视。两侧的耻骨联合面靠纤维软骨相连，这一结构被称为耻骨联合。用手感受耻骨和耻骨联合。

4 双手回到髂前上棘处，向坐骨结节的方向滑动。当你坐到较硬的椅子上时，往往能感受到臀部下方有两个凸起的骨骼结构与椅子面接触最为密切，甚至你会感到"硌得慌"，这个骨骼结构就是坐骨结节。轻轻抓住坐骨结节，切实地感受左右两侧坐骨结节。

5 双手沿着髋骨移动，最后再次触到脊柱。同样，在触摸的过程中，你需要将骨盆抬高。

6 双手沿着脊柱移动，直到触到脊柱末端。脊柱的末端是尾骨，尾骨是人类在演化过程中尾巴退化的证据。

7 将双手放到骨盆两侧，感受自己的骨盆。你的骨盆在身体中发挥着怎样的作用？你的骨盆是否平衡？骨盆给你的生活和情绪带来了怎样的影响？

你可以随时随地做这项练习，但不一定需要真的用双手触摸。

1. 你能感受到你的髋骨吗？你可以将意识慢慢扫过髋骨，想象整个骨盆的样子。

2. 想象你的髋骨被一束金色的光所照耀。

3. 从整体上感受骨盆会让你感到活在当下，魅力不可挡。你可以在和伴侣温存时多多调动骨盆。

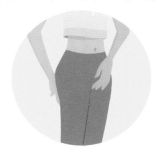

✧ 练习2　感知浅层盆底肌的存在

　　盆底肌可分为浅层盆底肌、中层
盆底肌和深层盆底肌3层，我们先
来了解一下浅层盆底肌。

　　浅层盆底肌位于耻骨和尾
骨之间，其结构有点儿像无穷
符号"∞"。它环绕着尿道口、
阴道口和肛门，在会阴处交叉。大
多数女性对浅层盆底肌比较熟悉，能够
让这里得到比较充分的活动，但这也导致她们的浅层盆底肌经常
处于过度紧张的状态。浅层盆底肌的作用是关闭肛门和尿道口，
以控尿控便。

　　许多女性存在误解，认为浅层盆底肌就是全部的盆底肌。她
们往往通过瑜伽、普拉提或传统骨盆训练锻炼到了浅层盆底肌，
就误以为锻炼到了整个盆底。这是个严重的错误，许多女性因此
错失锻炼整个盆底肌的机会，无法找到身体真正的中心。

　　此外，长期过度锻炼浅层盆底肌会导致尾骨太过靠近耻骨，
使骨盆变窄。结果，浅层盆底肌很紧张，中层和深层盆底肌肉依
旧下垂，整个盆底仍然是不健康的。[47]

　　大部分人无须专门对浅层盆底肌进行锻炼，我们要做的应该
是感知浅层盆底肌的存在并放松它。放松浅层盆底肌对本书的所

有练习都很重要。如果浅层盆底肌过度紧张，你就很难感受并激活中层盆底肌和深层盆底肌，因此，要养成经常放松浅层盆底肌的习惯。

如果你已经理解了我想要表达的意思，那么就来练习一下吧！

1 以一个自己觉得舒适的姿势开始。为了更好地感受浅层盆底肌，你可以将一只手的食指放在尾骨（位于脊柱末端）处，另一只手的食指放在耻骨联合（位于两侧耻骨之间）处。将放在耻骨联合处的食指移动到会阴处，即阴道口和肛门之间的位置。会阴处有丰富的筋膜组织，它是浅层盆底肌的一部分。

2 想象一下，你的尿道口、阴道口和肛门处有许多可以睁开和闭上的眼睛。慢慢"眨眼睛"，你能否从整体上感知浅层盆底肌的存在？你能否准确地控制浅层盆底肌的收缩和舒张？多花些时间，有意识地放松此处的肌肉。这一步骤需要你完全靠想象力来完成，因此你要在练习时足够专注，充分调动你的感官去感受。

3 逐个闭上"眼睛"，并感受浅层盆底肌越来越强烈地收缩。你只要没有感到不适，就要一直保持着肌肉紧张的状态。不要忘记保持匀速呼吸！你可能会感受到耻骨和尾骨彼此靠近。

4 慢慢地放松浅层盆底肌。你完全放松浅层盆底肌需要多长
时间呢？

> 如果你能切实地感知浅层盆底肌的存在，并且能
> 够随心所欲地激活浅层盆底肌，你就无须重复做这项
> 练习了，私密瑜伽主要锻炼的是深层盆底肌。

✧ 练习3　全面放松浅层盆底肌

你可能会发现自己很难在练习后完全放松浅层盆底肌。你
可能还在日常生活中注意到，在感到压力大或身体不适的时候，
你的浅层盆底肌会不自觉地紧张。你无须过于担心，这是身体在
给你传递信号。你如果发现自己有这个问题，就应该做下面的练
习。你可以在日常生活中时不时花几分钟做这项练习。

1 以一个自己觉得舒适的姿势开始，充分放松浅层盆底肌。
想象你的浅层盆底肌向你的足底方向下沉。吸气时浅层盆
底肌收紧，呼气时浅层盆底肌舒张。

2 如果这项练习无法让你的浅层盆底肌放松，那么你可以将
浅层盆底肌想象成轮胎。吸气时浅层盆底肌充满气体，变
得饱满；呼气时浅层盆底肌中的气体慢慢流出，浅层盆底
肌变得干瘪。

✧ 练习4　感知中层盆底肌的存在

中层盆底肌位于坐骨和耻骨之间，像一块三角巾，尿道和阴道穿过中层盆底肌。本书几乎所有的练习都能适度激活中层盆底肌。

1 以一个自己觉得舒适的姿势开始。将双手分别放在两侧的坐骨结节上，沿着坐骨移动双手，直到双手在耻骨联合处会合。

2 将中层盆底肌想象成一块绷紧的三角巾。你可能需要花一点儿时间才能使中层盆底肌收紧。不要中止练习，匀速呼吸。如果你能意识到自己的中层盆底肌已经收紧了，你就已经找到了中层盆底肌的正确位置。

3 练习一段时间后，你可能会发现自己对腹壁的感知能力得到了强化。腹壁位于耻骨之上，脐水平线（以肚脐为基准的水平线被称为"脐水平线"）之下。在肚皮舞等舞蹈的基础教学中这条水平线经常被提及，在做呈8字形来回摆动腰部的动作时，脐水平线非常重要，因为以它为参照，你就可以准确地控制骨盆，使其灵活地移动。当你能够在一定程度上感知中层盆底肌和腹壁的存在后，你就能够从整体上收紧腹部肌肉，使骨盆端正和脊柱伸展。

你可以经常做这项练习来放松中层盆底肌。

✧ 练习5　全面放松中层盆底肌

1 以一个自己觉得舒适的姿势开始。找到中层盆底肌的位置，有意识地放松中层盆底肌。想象中层盆底肌在吸气时向上升，在呼气时向下沉。

2 想象自己用温水清洗中层盆底肌。你的中层盆底肌逐渐变得温暖、湿润、柔软和干净，你感到体内的压力正在消失。

3 深度放松其他身体部位。你可以想象用温水清洗全身，感受全身都变得温暖、干净，体内的压力全部消失了。

✧ 练习6　深度放松①：让私处下沉

深层盆底肌是最里层的盆底肌，这里有盆底中最重要的肌肉——肛提肌。肛提肌形似漏斗，由多个部分组成。肛提肌位于尾骨、耻骨和坐骨结节之间，形成了一张网。虽然学术界对肛提肌的结构组成仍存在争议[48]，但我们作为练习者没有必要对此追根究底。

为了有效锻炼深层盆底肌，我们应该将感知肛提肌的存在和激活肛提肌作为练习的重点，我在工作中屡次证明了这个策略是有效的。

在本书中，针对深层盆底肌的练习是最多的。不用着急，我会——向你介绍，带领你循序渐进地锻炼深层盆底肌。

不过，我要先澄清人们对盆底肌和阴道的一些典型误解。

你无法直接激活你的阴道。在一些练习中，你可能还需要借助工具，但工具并非直接作用于阴道，而作用于阴道周围的肌肉，特别是浅层盆底肌和耻尾肌（肛提肌的重要组成部分，属于深层盆底肌）。实际上，所有激活阴道的练习都只能激活一部分盆底肌。

有些女性觉得阴道力量训练可以放松盆底肌，就进行大量的阴道力量训练，这是错误的。过量的阴道力量训练会导致阴道痉挛、膀胱疼痛和性交疼痛。[49~50]生物力学家凯西·鲍曼发现，尽管练习者保持较为放松的姿势，但是只要练习者将收缩阴道作为练习的重点时，练习就有可能导致练习者盆底肌过度紧张。盆底肌因紧张而缩短会导致骨盆下口过于收拢，一段时间后，盆底肌就会下垂，从而引起健康问题。如果在练习中肌肉只收缩而不舒张，肌肉没有处于运动状态，那么每次的练习都只会起反作用，甚至造成严重的问题。

我们将通过私密瑜伽从整体上动态地锻炼盆底，使盆底肌保持健康的状态。你的阴道会因此变得健康、紧致和湿润。你的所有生殖器官和膀胱都能从私密瑜伽中获益。

练习1~11都有助于提高你的性生活质量，让你能够自然地使用阴道，保持阴道良好的血液循环，使阴道与大脑有更好的神经连接，这对拥有美好的性体验和达到性高潮都是必不可少的。但练习1~11的好处远不止于此。

通过这些练习，我们可以在日常生活中积极地活动盆底，让盆底一直处于最佳状态。这样，我们的身体将更挺拔，我们做动作会感到更轻松；我们将更不易疲倦，精神更振奋。你很快就会

阴道解剖学

阴道是连接外生殖器和子宫的肌性管道，前邻膀胱和尿道，后邻直肠，阴道下部穿过尿生殖膈。成年女性的阴道长达8~12厘米。[51]阴道大致位于骨盆轴（一条贯穿骨盆径线中点的假想曲线）上，并横穿盆底。[52]阴道的前后壁常处于相贴状态，导致阴道的内腔形成X形。阴道前后壁上有横向褶皱，褶皱有助于在性交时产生刺激，同时给分娩过程中的扩张留出空间。[53]

从购物、逛博物馆、爬楼梯乃至日常放松时感受到这些练习带给你的好处。

为了确保你能借助私密瑜伽锻炼整个盆底，请注意不要在练习中让你的阴道过度紧张。为了从整体上激活你的盆底，你必须做到放松你的阴道。

现在，你已经了解了骨盆和盆底肌的大致结构，我们就可以做下面的练习了。

1 仰卧，自由地呼吸，完全放松。感知骨盆的存在，并尝试感知阴道的存在。

2 呼气，使阴道向下沉。请不要为自己设限，使阴道尽可能地向下沉。随着你对骨盆的感知能力越来越强烈，你可能会感到头晕目眩。但是不要停，继续练习，要沉浸在练习带给你的全新感受中。

如果你在日常生活中面临着巨大的压力，感到迷失了自我，就试试上面的练习吧！这项练习可以让你摆脱浮躁，重新关注自己的身体和内心世界，重新找到真实的自我。

如果你发现，在性生活中你会强迫自己达到性高潮，那么请放松下来，性高潮会自然而然地到来。

如果你已经掌握了这项练习的精髓，你就可以在任何时间、以任何姿势做这项练习。你会感到更放松、更自由、更性感。

✧ 练习7　按摩腹部

　　你需要在所有的练习中有意识地保持腹部肌肉放松。我们的腹部肌肉经常处于紧张状态，因为我们总是会无意识地收腹。收腹会挤压内脏，使内脏无法良好地工作；收腹还会给膈肌造成负担，让你无法深呼吸；此外，收腹还会导致盆底肌逐渐松弛。在做下面的练习时放松腹部能增强练习的效果。有调查显示，腹部已经成为女性最不喜欢的身体部位[54]，我认为这在很大程度上是因为我们没有正确地锻炼腹部，使腹部无法呈现美观的线条。所以，请放松腹部肌肉吧！

1 仰卧，双手从身体两侧向中央抚摸腹部，感受这个部位。

2 留意一下你是否会在这个过程中收紧腹部肌肉，如果你的腹部肌肉过于紧张，请轻柔地抚摸腹部让它放松下来。你产生了怎样的感受？按摩腹部，给你的腹部和腹腔内那些维持你生命的器官一个发自内心的微笑。

　　你可以在放松躺着的时候，比如躺在长椅上晒太阳或在沙滩上晒日光浴时做这项练习。做这项练习时，内心要保持平静，动作要轻柔。你如果有兴趣，可以认真体会一下，当你的腹部放松下来后，你的情绪会发生怎样的变化？

✧ 练习8 深度放松②：让骨盆和器官下沉

如果你发现自己一直处于紧张的状态，日常压力让你喘不过气来，那么你可以在开始私密瑜伽的练习前先做下面这项练习。

1 仰卧，关注你的整个身体，使足跟、髋部、脊柱、肋骨、肩胛骨、双臂和头部都紧贴地面。

2 让上述部位都向下沉，感受身体的每个部位都在深呼吸。

3 有意识地在几次呼吸中将骨盆向下沉，每次呼吸都要将骨盆下沉得更多。关注腹腔中的所有器官，包括阴道、子宫、卵巢、小肠、大肠、膀胱、肾脏、肾上腺、胃、肺、心脏……，让它们也随着你的每次呼吸不断向下沉。通过使所有器官向下沉，你将获得彻底的放松。你还可以在练习时对自己的器官说："你们现在可以好好休息了。"

我们的器官中累积了太多的压力，这项练习能释放器官中的压力，并排除郁积在你心中的消极情绪。放下纷乱的想法，一切事物都是美好的，都有其存在的意义，你现在不需要去解决任何问题。这个练习也有助于促进睡眠。

✧ 练习9　感受盆底与呼吸

　　为了有意识地控制、强健和放松盆底，你需要了解盆底和呼吸之间的关系。你可以将盆底视为由既强大又柔软的材料制成的网，结实地兜住腹腔内的生殖器官和消化器官，防止它们从骨盆中掉落。膈肌将腹腔和胸腔分隔开，膈肌呈拱形，像打开的降落伞伞面。膈肌之上是肺部和心脏。

　　肺部没有肌肉，因此不具有主动张缩的能力。呼吸（肺部的张缩）主要是靠膈肌和肋间肌的舒张和收缩来完成的。吸气时，胸腔扩大，膈肌的拱顶向下降，肺部扩张，空气涌入。为了给空气腾出更多的空间，膈肌将腹腔中的器官向下挤压，有弹性的腹壁向外鼓起，同时盆底也向下沉。呼气时，肺部的气体排空，膈肌的拱顶向上升，腹腔中的器官也向上升，腹部变平，盆底恢复到原来的位置。

　　刚开始做下面的练习时，你需要充分调动自己的情绪和想象力。如果你一开始无法完美地想象或感受到一切，无须担心，在日常生活中多做下面的练习，总有一天，你能在练习时自然而然地做到轻松地想象和产生感受。这项练习还会成为你随时随地有针对性地放松和增加活力的工具。

　　每次做私密瑜伽之前至少花5分钟时间做这项练习。

1　以舒服的站姿或坐姿开始。想象腹腔的结构，关注自己的呼吸。放松地、平稳地呼吸，不要刻意控制呼吸。

2 想象膈肌的形状和它在你体内的位置，并感知它的存在。你可以将双手放在胸部，吸气时，手随着膈肌向下移；呼气时，手随着膈肌向上移。

3 将注意力集中于自己的腹部，感受腹部慢慢地鼓起和变平坦。试着同时感受腹部的变化和膈肌的移动。

4 将注意力集中于盆底，你感觉到了什么？为了更好地记下此刻的感受，你可以按照练习1的说明触摸骨盆，以刺激骨盆周围的神经。当你记下触摸骨盆的感觉后，即使你不再触摸骨盆，只是将注意力集中在这些位置，你的身体也会感受到刺激，自然地放松骨盆。

5 试着感知你的肺部和腹腔内所有器官的存在。

　　在我的教学经历中，我发现想象膈肌的形状和位置以及感知腹腔内所有器官的存在对我们女性来说并非易事，但是我们只要多加练习，认真体悟，就不仅能为与盆底的深入"交流"打下基础，还能获得打开深呼吸大门的钥匙，让我们的身体能够更充分地利用吸入的氧气，使我们的内脏得到"按摩"，加快血液循环，提升淋巴的排毒能力。

　　深呼吸是一种有效的自我放松方式。我们可以在压力较大的情况下深呼吸，从而让自己的神经系统放松下来。此外，有意识地深呼吸能让我们的感官产生更强烈的感受，也有助于我们在性高潮时有更好的体验。

在很多针对盆底的课程中，呼吸与动作的配合是有固定模式的。一般情况下，我们要在发力时呼气，放松时吸气。我在学习舞蹈的过程中了解到，无论我做什么动作，只要我能够顺畅地呼吸，我的舞蹈动作的表现力和我的创造力就能够被激发出来。[55]

私密瑜伽的一大特点就是练习有极大的自由度，因此本书的练习没有标准的呼吸与动作的配合模式。不过我在尝试了各种呼吸与动作的配合模式之后，还是建议你在吸气时收紧腹部肌肉，这样做有利于更好地锻炼盆底，使整个身体挺直，盆底肌的张力会抵抗来自其他身体器官的压力，迫使胸腔进一步扩张。

相比之下，如果我们处于静息状态下（即我们的腹部肌肉是放松的），当我们呼吸时，骨盆会随着膈肌位置的改变轻微地移动，就像前文提到过的那样。

✧ 练习10　进行盆底冥想

当你掌握了练习9后，你就可以做下面这项练习了。一定要试试这项练习！通过冥想，你可以更专注于自己的内在，从而认识真实的自我。

1 设定计时器，计时5~20分钟。

2 挺直背部，以全莲花坐的体式开始（如果感到不适，坐在椅子上即可），闭上眼睛。将双手放于腿上，掌心朝上，做出如下手印：一只手放在另一只手上，拇指指尖相接；或使双手掌心朝上，分别放于膝盖之上。冥想时，掌心朝下能让我们与大地连接，掌心朝上能使我们思维开放。前面提到的这2种手印都可以让我们的思维更加开放，你可以分别尝试一下，然后根据自己的需求或靠直觉找出适合自己的手印。

3 闭上眼睛，将注意力集中在自己的身体上。感受你坐的位置、你的坐姿、你的重心，以及你如何与地面相接触。

4 将注意力集中在自己的呼吸上。你感觉吸入的空气流到了哪些部位？你每次做这项练习产生的感受都可能有所不同。现在，你的注意力要跟随空气抵达盆底，感受盆底肌的舒张和收缩及其变化的节奏。

5 追根究底，冥想是一项有关注意力的练习。在冥想时，你要学会将注意力集中于自己的内在，并学会观察自己的内心。虽然冥想并不容易做到，但它的效果非常好，值得一试。你越能清楚地了解自己的内在，冥想对你来说就越容易，这项练习就越有效，你就越能认识自己和爱自己。在接下来的步骤中，你将更深入地了解冥想。如果你的注意力开始涣散，脑海中开始浮现纷乱的想法和回忆，那就顺其自然吧！你应该允许自己的脑海中出现这些想法（我将这些纷乱的想法称为"思绪"）。接受它们的出现，不要为其所困，重新将注意力转移到呼吸上来，你在冥想时可能是这样的：吸气→呼气→"我的同事真是个疯子。"→吸气→呼气→"谁在大白天装修啊？！"→吸气→"冥想真的有用吗？"→呼气……当你因各种思绪而分神时，不要急躁、生气，对自己耐心一点儿，重新集中注意力呼吸。你应该始终牢记：当你发现自己产生了思绪时，无论它们多有趣，多么令你心烦意乱，你都要先把它们放到一旁。你越能不为这些思绪所烦扰，你就越自由，就越能找到真实的自我。集中注意力于自己的内在正是这项练习的主要目标，如果与此同时你还产生了深刻的见解或美好的感受，那么这是这项练习带给你的意外收获，但是，深刻的见解或美好的感受就像性高潮一样，我们不能强迫它们出现，只能等它们自己到来。

6 计时器铃声响起后，睁开眼睛，回味并记下你刚刚的感受，愉悦而清醒地享受一天中余下的时光。你可以尝试睁眼进行冥想，如果你在睁眼状态也能成功地冥想，那么在日常生活中你应该也能很好地感知骨盆的存在并使骨盆灵活的运动。

盆底冥想不仅能帮你厘清自己的想法，更好地感受自己的盆底，还能让你变得性感，带给你自信和内心的平静。在瑜伽的概

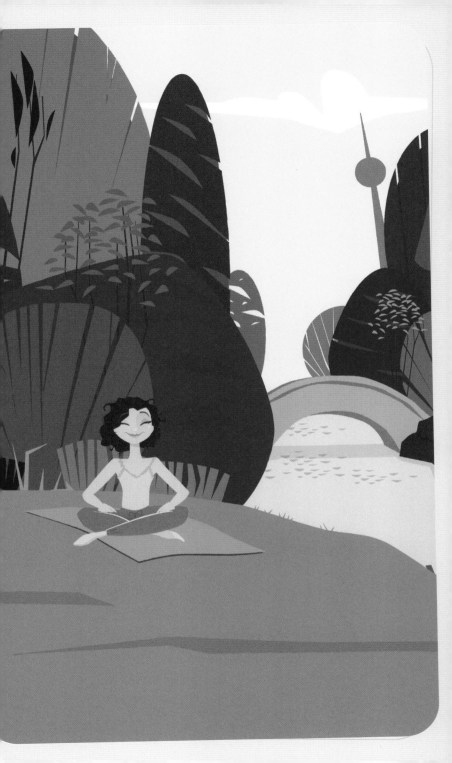

念中，盆底受到生殖轮的控制，激活生殖轮能让我们在世间找到归属，让我们觉得自己活着。[56]中国的道教也有类似的观点，阴道是女性身体的力量中心，是智慧的源泉，是通往生死的大门。[57]

✧ 练习11 定位和活动髋关节

　　你知道髋关节在哪儿吗？事实上，许多人对髋关节位置的认知是错误的。如果你能找到髋关节的准确位置并好好地活动髋关节，你在练习私密瑜伽时将感觉更轻松，你的体态将变得挺拔优雅。

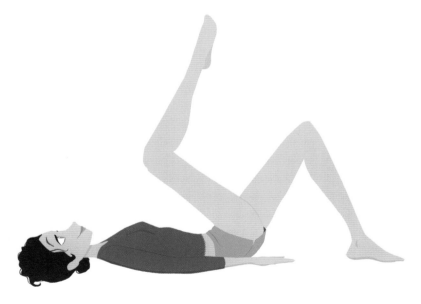

1 仰卧，使腰背部紧贴垫子以保持稳定。抬起右腿，以髋关节为支点活动右腿，不停地屈伸、向内和向外旋转右腿，要髋关节发力，而非右腿发力，使你的股骨头能够在髋臼中灵活、顺畅地转动。髋关节的活动度非常高，在人体中，与它有相同活动度的关节只有肩关节。

2 放下右腿，回想并比较步骤1中两条腿的感受。你觉得抬起的右腿和没有活动的左腿的感受有区别吗？

3 换另一侧重复动作。

4 尝试以站姿来做这项练习，之后再比较双腿的感受。

　　每天我在练舞前一定会先在站姿下做这项练习。你在进行任何体育锻炼前，都可以将这项练习作为热身练习。

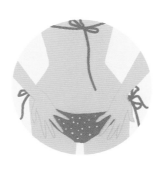

激活盆底

　　我希望这部分练习能够帮助你发掘骨盆的动态潜力。这部分练习能够非常有效地激活你的盆底"发动机"，即深层盆底肌，并让你的肛提肌与周围的肌肉更好地协同工作，使肛提肌作为运动的核心不断为你赋能。注意，在练习时要确保阴道、臀部和腹部自然放松，并且要有意识地放松整个盆底。

✧ 练习12　猫牛式

　　猫牛式并不是一个体式，它由猫式和牛式2个不同的体式组成。我们在练习瑜伽时，通常会将这2个体式组合在一起进行练习。

1　用双手和双膝支撑身体，双手位于肩部正下方，双膝位于髋部正下方。放松腰部，抬起臀部，使脊柱一节一节向下沉。打开胸腔，颈椎随着脊柱的下沉向上伸展。这时，你的姿势看上去有点儿像一头牛，这就是牛式。

2　双手推地，含胸拱背，收腹，内收下巴，眼睛看向肚脐。这时，你的姿势有点儿像一只猫咪，这就是猫式。

3　自由地在2个体式之间来回切换。注意，脊柱要和谐地、有节奏地活动。你的盆底是紧张的还是放松的？你的骨盆是如何移动的？试着去感受。

4　在理想状态下你会发现，在牛式中，你的两侧坐骨结节彼此远离，尾骨和骶骨远离耻骨，骨盆向下沉，盆底肌被拉伸。你能否感受到浅层盆底肌被拉得很紧？试着放松浅层盆底肌，使其自然舒张；在猫式中，你的两侧坐骨结节彼此靠近，尾骨和骶骨靠近耻骨，骨盆向上升，盆底肌收缩。

5　在牛式中有意识地使两侧坐骨结节彼此远离，感受盆底肌被拉伸。在猫式中有意识地使两侧坐骨结节彼此靠近，感受盆底肌收缩。

6　从跪姿变为站姿。将双腿分开，间距略大于髋宽。屈膝，使双膝正好位于双脚的正上方，将双手撑在膝盖上。以站姿进行上述练习。

7　将双手放在坐骨结节上，感受练习时骨盆的移动。

8　将一只手放在耻骨处，指尖朝下；将另一只手放在骶骨处，指尖也朝下，感受练习时骶骨的轻微移动。

9　将放在骶骨处的手向下滑，直到触到尾骨。大部分人的尾骨无法自行移动，因此你要有意识地将其激活：在牛式中有意识地向上翘尾骨；在猫式中有意识地向内卷尾骨。尾骨的运动影响整个盆底的运动。

10

在练习的同时按照练习9的说明呼吸，想象将吸入的空气引到盆底。在牛式中，要尽可能地将空气向后引到翘起的尾骨；在猫式中，要将体内的气体全部呼出。这项练习能帮你恢复尾骨的活动能力并锻炼盆底。

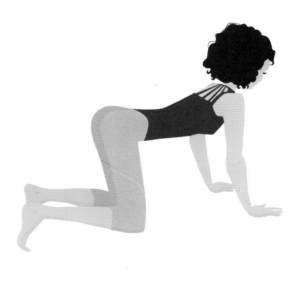

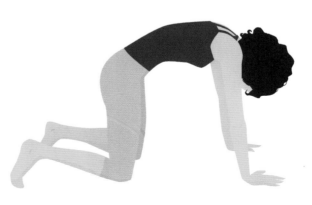

✧ 练习13　活动坐骨结节

1 仰卧，屈膝，将双脚置于骨盆前，此为起始姿势。在练习过程中不要使骨盆发生位移，一直保持骨盆与地面接触，只活动坐骨结节。双手放在坐骨结节处，想象在两侧坐骨结节之间有一根松紧带，你可以通过松紧带的伸缩有意识地控制两侧坐骨结节的靠近和远离。先使松紧带缩短，让两侧坐骨结节靠近；再使松紧带伸长，让两侧坐骨结节远离。轻松、自由地呼吸，感受阴道、浅层盆底肌、臀部肌肉以及腹部肌肉都处于放松的状态。动作要轻柔，要彻底放松阴道、浅层盆底肌、臀部肌肉以及腹部肌肉，多呼吸几次，想象将空气引到盆底，直到完全放松为止。

2 尽可能地使松紧带缩短，让两侧坐骨结节进一步靠近。然后使松紧带伸长，让两侧坐骨结节远离，进一步放松浅层盆底肌。反复使坐骨结节靠近和远离，练习3分钟，休息相同的时间。重复这一步骤1~3次，练习时要集中注意力。

3 尝试将呼吸与动作配合：呼气时使坐骨结节靠近，并感受你的身体。此时，你产生什么样的感觉？

4 反过来，吸气时使坐骨结节靠近，并感受你的身体，尤其是整个腹腔。如果你的动作正确，那么你的盆底就能被激活，你的腹腔会随着吸气而伸展，你会产生兴奋感。

> 在吸气时使坐骨结节靠近能有效地激活盆底，让你的整个身体变得挺直，这是一项非常棒的练习。请记住，练习后的放松非常重要！

✧ 练习14　扭动髋骨

如果你发现你的髋骨不对称，并且这一问题导致你的骨盆不平衡，不用恐慌，下面这项温和的练习会让你的髋骨和骨盆变得平衡。要知道，不平衡的髋骨和骨盆会对身体整体产生不良影响。髋骨和骨盆不平衡的状态可能已经持续了数年甚至数十年，因此，你的身体需要充足的时间适应新的变化。专注、耐心和爱是使髋骨和骨盆恢复平衡和收到最佳练习效果的决定因素，不要操之过急，这样做只会影响练习效果。

1 以练习13的起势姿势开始。让两侧坐骨结节交替着地，注意不要借用骨盆的力量，你是否感受到盆底的两侧交替受到刺激？这个动作对形成优雅挺拔的行走姿态格外重要。

2 想象用步骤1中交替活动两侧坐骨结节的方式迈步，感受骶髂关节是否也跟着一起活动。

3 感受坐骨结节和骶骨是如何着地的。将双手置于髋骨处，想象髋骨的滑动。也许你已经感受到了髋骨的滑动，当你可以通过盆底发力使骨盆运动，你就为完美的行走姿态打下了坚实的基础。

4 检查两侧髋骨的状态，它们一样灵活吗？你在做动作时，两侧髋骨的运动幅度相同吗？

✧ 练习15　卷尾骨

1 仰卧，完全放松，让骨盆完全着地。使两侧坐骨结节彼此靠近。当两侧坐骨结节最大限度地靠近时，尾骨会朝着会阴方向移动。放松身体，使坐骨结节和尾骨恢复放松状态。在做这个动作时，要让腹部完全放松，感受骨盆变得紧张以及骨盆的轻微移动。多次重复动作，始终保持放松，让骨盆完全着地。

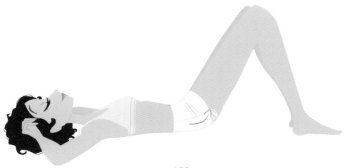

2 重复步骤1的动作，此时你应该会发现，骨盆有微微向上抬起的趋势，但要在骨盆离开地面前，放松身体，让骨盆着地。

3 用盆底的力量再次抬起骨盆。抬起骨盆时腰椎会随之屈曲。感受整个脊柱是如何移动的。然后放松身体，使骨盆着地。

4 加快抬起和放下骨盆的速度，使骨盆有节奏地上下移动，充分放松脊柱。如果你的体内积聚了很多压力，那么你可以通过这种方式释放体内的压力。

✧ 练习16　尾巴练习

1 仰卧，想象你的尾椎向会阴方向翘，尾椎的底端朝向天花板，整个骨盆随之向上卷。

2 想象你有一条强有力的尾巴，向左和向右来回甩动你的尾巴，要像猫咪一样放松且灵活地甩尾巴。

3 想象你卷起尾巴，然后将尾巴伸直，让它轻轻甩向地面。感受尾巴的活动。

4 想象用尾巴"画圈"，圈先越画越大，再越画越小。之后改变画圈的方向，每画一圈停顿几秒。

5 重复以上所有动作，感受你的脊柱、头、颌骨、舌头和眼睛是否有变化。你的面部肌肉是否随着尾巴的活动变得紧张或放松？这项练习能让你前所未有地体会到脊柱对整个身体的影响以及身体各个部位之间的紧密联系。

你可以在日常生活中随时做这项练习。将自己想象成有尾巴的动物不仅很有趣，而且还能激发你原始的性魅力，并增强你的直觉，要知道野生动物都具有敏锐的直觉。知名演说家凯西·贝克推荐在公开演讲前做这项练习。此外，这项练习也适合在开会前或和你的伴侣调情时进行。

✧ 练习17　感受连锁反应

1 仰卧，屈膝。用右脚踩地，你的脚趾、脚踝、膝盖、髋关节、骨盆、盆底会有一连串变化（即"连锁反应"），你的感受如何？因为这些身体变化非常细微，所以你必须非常用心地感受。你是否感到自己的盆底被激活？是否感到髋关节被打开了？像做慢动作一样，反复用右脚踩地，全身心地感受。你能感觉到此时两侧髋关节和双腿的区别吗？之后换另一侧重复动作。

2 右脚继续用力踩地，仿佛要使右脚深深地陷入地面。感受骨盆在非常缓慢地移动。在这一过程中，始终屈曲双腿。你会感到右侧骨盆越来越轻盈，身体的重心越来越向左偏移，骨盆开始向左侧微微翻转。安静地多次重复动作，然后换另一侧重复动作。

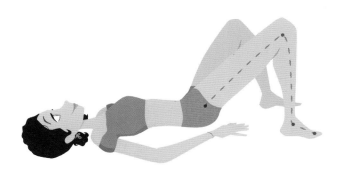

3 左右脚交替踩地，你会感到骶骨仿佛被轻柔地按摩。

4 加快动作，直到你的骨盆可以放松地、有节奏地摇摆。你可以随自己的喜好改变动作的速度和幅度。你的骶髂关节是否逐渐变得放松？

5 你可以让这项练习更有难度和更有效：不要使整个脚掌着地，只让蹬趾的关节着地，感受在仅蹬趾与地面紧密接触时，脚趾、脚踝、膝盖、髋关节、骨盆、盆底是否也产生连锁反应。

6 屈右膝，伸直左腿，使左腿完全贴地，将双手举过头顶，并伸直双臂，用右脚进行练习。感受右脚踩地引发的连锁反应。放松身体，换另一侧重复动作。

这项练习很适合在运动时用于放松或缓解背部疼痛。

✧ 练习18　抖动双腿

在2项练习之间，你可能会本能地想要抖腿，这是大多数人在感到腿部疲惫时都会选择的放松方式。

1 仰卧，抬起并向上伸直双腿，剧烈地抖动双腿。

2 自由地、用力地蹬腿，注意应该用巧劲而非使蛮力。感受动作带来的震颤回荡在整个身体里。

你可以在日常生活中根据自己的需求随时随地做这项练习。这项练习不仅能打开骨盆和放松双腿，还能促进背部血液循环，缓解背痛和痛经。

性感而强大

在做这部分练习时，你要记得开启自己的"性感开关"，来感受身体的运动、内在能量的产生和流动以及情绪的变化。激活你的私处，敞开你的心扉。在练习中你应该像跳舞一样，动作灵动轻快，收放自如。

✧ 练习19　仰卧并用骨盆画圈①

1 仰卧，屈膝，使骨盆完全接触地面。先前后来回摇晃骨盆，改变重心位置，交替让重心在尾骨和腰椎之间转移；再左右来回摇晃骨盆，注意要始终屈膝。在掌握了练习15和16之后，精准而连贯地摇晃骨盆对你来说并非难事。当你能够非常流畅地做动作后，想象你的骨盆下方有一个表盘。骶骨的上半部分在12点的位置，尾骨在6点的位置，右侧髋关节在9点的位置，左侧髋关节在3点的位置，此为起始姿势。

2 抬起尾骨，使尾骨顺时针沿着表盘画圈。在移动过程中，要使尾骨分别在9点、12点和3点的位置向下沉，最后将尾骨移动到6点的位置，恢复起始姿势，结束动作。然后，抬起尾骨，使尾骨逆时针沿着表盘画圈。

3 重复动作，让骶骨和两侧髋关节分别沿着表盘画圈，感受哪个部位在画圈过程中遇到了困难。

4 感受你在做骨盆画圈动作时，整个身体是如何动起来的。随着练习的深入，你会觉得越发游刃有余，做动作时毫不费力。跟着自己的感觉走，在用骨盆画圈的同时摇摆手臂，感受身体的律动。

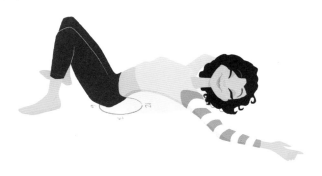

✧ 练习20　俯卧并用骨盆画圈

1 俯卧，使腹部稍稍离地，将双手交叠放在下巴的下面，使脊柱自然伸直。想象你的骨盆下方有个表盘，骨盆正好位于表盘的中央。

2 使骨盆在6点和12点的位置之间来回移动，感受在移动骨盆时哪块肌肉较为活跃。用喜欢的方式放松盆底和臀部，动作要尽可能地轻柔从容、优雅美观和准确到位。随心所欲地变换骨盆移动的幅度和速度。这个动作对高质量的性生活至关重要，所以要多花些时间练习。

3 使骨盆在3点和9点的位置之间来回移动，感受如何在调动最少肌肉的情况下使移动的幅度最大。你可以反复尝试，注意要时不时休息一会儿。

4 试着在腹部着地的情况下用骨盆画一个匀称的圆圈，画圈的速度先慢后快，顺时针与逆时针方向都要尝试。

5 舒展四肢，利用重力使你的身体向下沉。

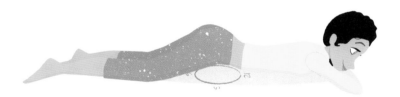

✦ 练习21 利用重力放松身体

在这项练习中，你将利用重力来放松身体。躺下时，你要将一只脚踩在地上，有意识地利用重力使身体的其他部分完全着地，用这种方式来自然轻松地让身体与地面紧密接触，达到放松的效果。

你可以观察猫咪是如何利用重力来放松的：猫咪一会儿站起来，一会儿躺下；它躺下时慵懒随性，身体非常放松，而且姿势很优雅性感。

你不仅可以在做本书的练习时利用重力，还可以在性生活中或者在早上起床后感受重力将你的身体向下"拉"。此外，在坐着的时候，你也可以感受自己的臀部、背部和手臂受到重力的影响自然下垂，这时，你应该感到非常放松。

1 在行走时用心感受双腿在重力作用下向下落。重力是你行走时的伙伴，即使当你抬腿时，你也一直和重力保持着联系。

2 将双手慢慢举过头顶，感受双手正在与重力对抗，你可以在举手的过程中轻抚发丝。将注意力转移到面部、脖子、胸部和腹部，感受重力也作用在这些部位。这样做能让你的感官更敏锐。

3 有意识地对抗重力，挺胸。想象你的体内有一股叫作"轻力"的力量与重力相对抗，"轻力"使你能更轻松、更自如地挺胸。

4 想象你正漂浮在水面上，水的浮力承托着你的身体。你的身体能否更容易地挺直呢？

5 想象你的双脚被牢牢地吸在地上，你的双脚非常稳定，你身体的其他部分则可以自由地活动。

✧ 练习22 珍珠项链练习

1 仰卧，使双脚分开与髋部同宽，按照练习15的步骤4有
节奏地抬起和放下骨盆，感受在做动作时哪块肌肉较为
活跃。

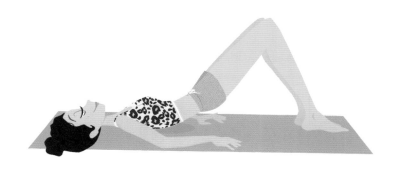

2 向上抬尾骨和骨盆，随着骨盆的抬高，椎骨逐节离开地
面。在整个过程中，动作要尽可能慢，让脊柱尽可能长时
间地着地。当骨盆抬到最高点时，保持姿势一段时间，再
慢慢地使椎骨逐节落回地面，然后骨盆也缓慢向下沉，最
后骨盆着地，恢复端正。

3 想象自己是一座倒在海底的大理石雕像，你的脊柱被鱼钩
钩住，正在以非常慢的速度被向上拉。然后想象你的脊
柱是一条珍珠项链，你的一节节椎骨是珍珠项链上的一颗

颗珍珠，先让椎骨一节接一节地离开地面，再让椎骨一节
接一节地下沉，背部的椎骨先向下落，骨盆则一直保持在
最高点，直到所有的椎骨都接触地面，骨盆才能平稳地着
地。这样做能让椎间盘得到拉伸。缓慢地做这项练习至少
3次，然后放松身体。

这项练习能使你的整个脊柱更强健，你会感到像
做了按摩一样舒服。每天做一做这项练习对你有利无
害。你可以每天早晨醒来后躺在床上先做这项练习，
然后再起床。

✧ 练习23　仰卧并扭动骨盆

1 仰卧，用双脚踩地。将骨盆抬至一定的高度，你感到舒适
即可。将左右髂骨交替向上抬，这会让你的骨盆轻微地扭
动。先慢慢做动作，然后速度越来越快，在扭动骨盆的过
程中释放你的热情与性感。

2 感受脚、膝盖、髋关节和盆底的连锁反应，让骨盆越来越
放松，但要确保臀部不发力。

✧ 练习24　仰卧并用骨盆画8字

1 仰卧，用双脚踩地。将骨盆抬至一定的高度，你感到舒适即可。用骨盆画一个躺倒的8字，具体做法是：扭动髋部，先将右侧髋骨向上抬（此时骨盆轻微向左倾斜），再将左侧髋骨向上抬（此时骨盆轻微向右倾斜），向右滑动右侧髋骨。重复上述动作，你就能接连不断地用骨盆画出8字。感受脚、膝盖、髋关节和盆底的连锁反应。要放松地用骨盆画8字，让髋关节和脊柱都动起来，最后缓慢地停止动作，按照练习22步骤2的说明使脊柱和骨盆向下落，然后彻底放松身体。

2 再次抬起骨盆，尝试反方向用骨盆画8字，并变换速度。这项练习既有趣、富有动感，能给身体带来无限活力，又能让你感到舒适，放松你的身体。

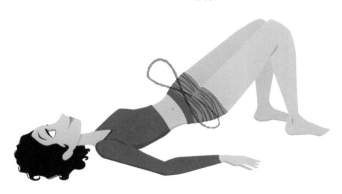

我每天早晨都会在床上做这项练习，它能让我在起床前放松和拉伸身体，让我的一天有良好的开始。

✧ 练习25　仰卧并用骨盆画圈②

1 仰卧，用双脚踩地，先将骨盆尽可能地向上抬，再向左移动骨盆，然后将骨盆向下沉。注意动作要轻柔，确保背部始终呈自然的S形。向右移动骨盆，然后将骨盆向上抬。这样你就用骨盆慢慢地画出了一个圈。注意向上抬骨盆时吸气，向下沉骨盆时呼气，要感受骨盆移动的过程。

2 保持仰卧状态，抬起脚跟，仅使脚尖着地，手臂可以随意地在地面上滑动，只要你感到舒服即可。

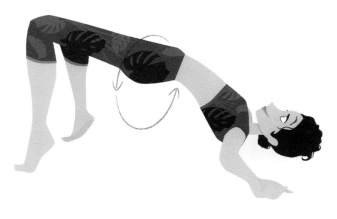

3 在呼气时尝试发出"啊""呜""嗯"等声音，或者你想发出的任何声音。道家认为，发出声音有助于释放淤积在体内的毒素，让体内的能量重回自由流动的状态。试试看，发出声音后，你会感到很舒适。

✧ 练习26　盆底-双腿联动

1 仰卧，伸直双腿，使双腿分开与髋部同宽，脚跟着地，脚趾朝上，此为起始姿势。以髋关节为轴，交替向内和向外旋转双腿，使脚趾交替朝内和朝外。感受股骨头在髋臼中转动。

2 感受盆底肌的收缩。尝试做动作时用盆底发力。从整体上感受肛提肌：是向内还是向外旋转双腿时肛提肌被激活？你的骶髂关节有什么变化？

3 向左和向右旋转两侧踝关节，感受盆底的细微变化，然后放松身体。

4 恢复起始姿势。注意在恢复起始姿势的过程中，要用脚趾带动脚掌活动，脚掌不发力。你的盆底此时处于什么状态呢？你能用盆底控制动作吗？

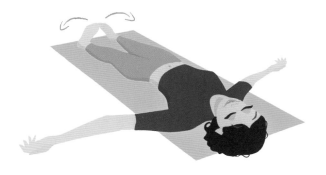

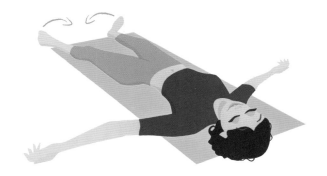

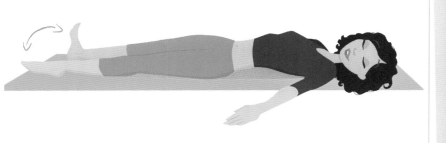

5 恢复起始姿势，轮流向下压左右脚的脚背，你的脚好像在不断"点头"。力量要从盆底传递到脚背。因为向下压脚背的动作和行走时的动作相似，因此这样做能让你感受到行走时盆底的发力模式。

6 尝试在行走时，让蹬趾紧贴地面。你是否感觉自己的行走姿态更好、更优雅？

> 你也可以在开车踩油门、踩刹车或换挡时感受这一练习的神奇之处，按照步骤5的说明向下压脚背。但是一定要小心驾驶！

✧ 练习27　按摩骨盆

1 仰卧，屈膝，抬腿，此为起始姿势。用双手抓住两侧膝盖外侧，双手发力使双腿左右摆动。感受大腿以髋关节为轴向左和向右旋转。你的骶髂关节是否在轻微地移动？

2 双手发力，将两侧膝盖分开再并拢，重复动作，感受腿部和骨盆的细微变化。

3 并拢两侧膝盖，双手发力，使两侧膝盖向相同的方向画圈。

4 双手发力，使两侧膝盖向相反的方向画圈，具体做法是：先并拢两侧膝盖，一侧膝盖顺时针画圈，另一侧膝盖逆时针画圈。两侧膝盖先彼此远离，再彼此靠近。

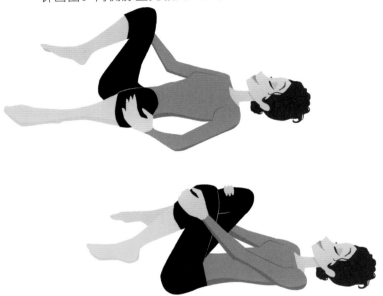

5 恢复起始姿势，用双手抓住双脚的内侧缘或外侧缘，练习快乐婴儿式。将两侧膝盖向外打开，使大腿向下沉，直至大腿位于腹部两侧。放松，使骨盆越来越向下沉。

6 使大腿向上抬，至膝盖位于腹部上方并使膝盖彼此靠近，双手发力使双腿左右来回摇摆。注意要缓慢地、有控制地做动作，做动作时双腿不要颤抖。你可以利用重力拉伸骨盆所有的关节和骨盆周围的肌肉、肌腱、韧带。

7 保持上半身不动，仍用双手抓住双脚。伸展双腿，尽可能地使双脚远离上半身。由于双手的阻碍，你可能无法将双腿完全伸直，请尽力而为，感受双腿和双手的对抗。带着下面的问题多多尝试：你是怎样移动双腿的？你的感觉如何？你感觉哪里灵活度不足？

这项练习非常适合作为睡前放松练习。

✧ 练习28 站姿骨盆时钟练习

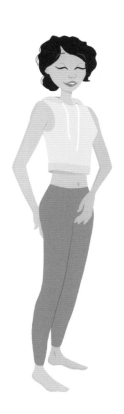

我会在每次演出登台演出前做这项练习，这项练习可以让我的扭胯动作更热辣、奔放、性感和灵活。

1 站直，感受两侧坐骨结节、耻骨和尾骨，并想象你的骨盆结构。想象你的盆底处有一个表盘，耻骨联合位于12点的位置，尾骨位于6点的位置，右侧坐骨结节位于3点的位置，左侧坐骨结节位于9点的位置。将左手手指放在耻骨联合处，将右手手指放在右侧的坐骨结节处。由这两点和骨盆平面的中心形成的扇形是"骨盆时钟"的右前半部分。按摩这两个位置，这样做有助于你在大脑中构建关于"骨盆时钟"右前半部分的更清晰的图像，并感受这部分。呼吸时感受这部分肌肉的扩张和收缩。

2 至少呼吸10次，一边呼吸一边按摩。将手移开，感受"骨盆时钟"的右前半部分。你能否更精确地定位和控制这部分？尝试走几步，进一步强化自己对"骨盆时钟"右前半部分的感知能力和控制能力。

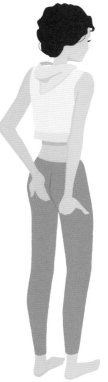

3 将左手手指放在尾骨处，右手手指再次放在右侧坐骨结节处。由这两点和骨盆平面的中心形成的扇形是"骨盆时钟"的右后半部分。按摩这两个点，这样做有助于你在大脑中构建关于"骨盆时钟"右后半部分的更清晰的图像，并感受这部分。呼吸时感受这部分肌肉的扩张和收缩。

4 至少呼吸10次，一边呼吸一边按摩。将手移开后，感受"骨盆时钟"的右后半部分。你能否更精确地定位和控制这部分？
你已经针对右侧骨盆进行了练习，你是否感到右侧骨盆发
生了改变？对比两侧骨盆，你是否感到右侧骨盆的灵活性
以及你对它的控制力都变强了？

5 换另一侧重复动作。

你要在挺直身体的状态下做这项练习，并确保在
练习的过程中始终保持身体放松和意识清晰。

✧ 练习29　总结

在练习后做总结是十分重要的，做总结能让你更好地体会身
体的变化，让你更切实地感到自己变得自信和性感。

1 在房间中踱步，感受身体和行走姿态的变化。

2 你对自己的身体和周围的环境产生了什么新的感觉？你是
否发现了自己的独特之处？你的视觉是否更敏锐，思维是
否更清晰？

　　你可以在日常生活中随时随地做这项练习，即使你在工作，你也可以做这项练习。这项练习的目的是让你了解自己的练习成果。当你冲咖啡或等红灯时，你可以感受自己的站姿；当你散步时，你可以感受自己的行走姿态；当你在舞会上跳舞时，你可以感受自己的舞姿。通过做总结，你会欣喜地发现自己变得多么性感，于是更愿意展现自己的魅力。经常做总结也是让我的舞蹈有着魔法一般的感染力的重要原因，如果我都不能做到坚信自己是性感的，那么我又怎么能够用我的舞蹈感染观众呢？你如果想变得性感、增加自己的吸引力，就可以尝试这项练习！

✧ 练习30　开腿深蹲

1 双脚分开略宽于肩，脚趾朝外，此为起始姿势。像跳芭蕾舞一样屈膝下蹲，双脚用力踩地，起身并恢复起始姿势。注意，确保膝盖一直位于脚趾上方，不要向内扣膝盖，膝盖分开的角度也不要大于双脚分开的角度。不断地下蹲和起身，使骨盆不断向上升和向下沉。

2 感受骨盆的运动。你如果认真感受，就会发现：骨盆向下沉时，两侧坐骨结节彼此远离，髂前上棘彼此靠近；骨盆向上升时，两侧坐骨结节彼此靠近，髂前上棘彼此远离。尝试在做动作时，在大脑中构建骨盆运动的图像，并在大脑中将骨盆运动的幅度放大。

3 继续感受，起身时，收缩盆底；下蹲时，有意识地将尾骨向后推。感受盆底肌被拉伸。

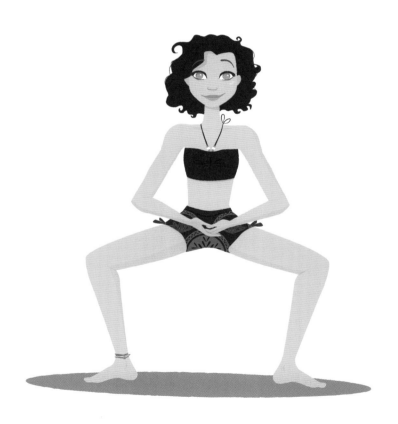

盆底与舞蹈

当我掌握了从盆底汲取力量的要领后，我的肚皮舞更自由奔放、更有感染力了。借助针对盆底的练习，我在跳舞时能更自然地、更有节奏地、更性感地扭动身体，甚至我在跳舞时展现的性感和魅力融入了我日常生活的举手投足。我总结了自己的实践经验，自2006年起，我开始教授私密瑜伽。私密瑜伽是盆底练习和肚皮舞的结合，它是我经过多年实践总结出的精华，能让女性释放与表达自己的情感、感受生命的活力，帮助女性获得高质量的性生活，顺利地怀孕、分娩和在产后恢复身材。事实上，扭动或摆动髋部是存在已久的舞蹈动作，它是肚皮舞和其他历史悠久的舞种的重要组成部分。遗憾的是，在由男性主导的社会文化中，长期以来女性表现得性感被认为是不道德的，很多人戴着有色眼镜看待女性舞者在舞蹈中扭动或摆动髋部，于是这些动作在舞蹈中逐渐变少了，受此影响，许多女性都对活动髋部的动作感到羞耻。幸运的是，如今戴有色眼镜的人越来越少，我们可以学习如何正确地活动髋部以激活盆底，我们的身体会引领我们走上正确的路。

在本书中，我精心为你挑选了一些练习，它们不仅能非常有效地锻炼你的盆底，提升你的整体运动能力，而且能提高你和伴侣的性生活质量，使你们的关系更亲密。

你可以在镜子前练习，但我更推荐你闭上双眼练习，以便更好地感受体内的律动，享受美妙的感官体验。在这部分练习中，基本姿势是站姿，你要微微屈膝，使双脚位于髋部正下方，脚趾朝前。经过一段时间的练习后，你就会发现私密瑜伽中的动作在你的性生活中起了重要的作用。私密瑜伽带来的积极影响不只体现在生理上，还体现在心理上。在练习的过程中，你将逐渐强化对自己的骨盆的觉知，从而从一个全新的角度认识自己，这种经历对你来说可能是前所未有的。这部分练习还能帮你摆脱消极情绪。当你掌握了这部分练习后，你会发现自己更美、更性感，在性生活中更自由。只要你勤加练习，你的动作就会越来越灵活，你的感官就会越来越敏锐，你对自己身体的控制力就会越来越强。在练习时，你要带着好奇心探索自己的无限可能性，但是你也要量力而行，适可而止，如果有些动作让你感到不舒服或超出了你的能力范围，一定不要强行练习。你要注意动作的质量。为了让练习更有趣，增强你的练习积极性，你可以在练习时播放自己喜欢的、让你想随之起舞的音乐。如果你沉醉于音乐，忘记了练习动作，那就自由地起舞，等你想起动作后再去做练习。自由起舞不仅十分有趣，还能帮助你激活"体感"（即身体的直觉）大门的钥匙，让你感受自己的内在能量。

✧ 练习31　使骨盆倾斜

1　站直，微微屈膝，使双脚位于髋部正下方，脚趾朝前。像在练习15中那样缓慢地活动骨盆，感受身体的哪些部位参与了骨盆的活动。你的髋关节和脊柱是否有变化？在这项练习中你只需活动骨盆，因此如果你发现上半身随着骨盆活动，请放松上半身。

2 感受坐骨结节，你会发现两侧坐骨结节在骨盆向前时彼此靠近，在骨盆向后时彼此远离。向前移动骨盆，有意识地使两侧坐骨结节进一步靠近；向后移动骨盆，感受两侧坐骨结节慢慢彼此远离。

3 逐渐加速，使骨盆前后抖动，注意，要控制动作，同时要尽可能放松上半身，以激活盆底。

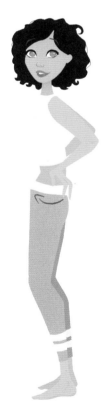

4 逐渐减速，将注意力集中于尾骨。想象有一根一端固定于尾骨的金色的线，当你向前移动骨盆时，这根线也将尾骨向前牵引，反之亦然。

5 想象你有一条尾巴（比如狮子尾巴），让尾巴优雅地来回摆动。将一只手放在骶椎处，感受骶骨是否轻微地抖动。如果刚开始练习时你没有任何感觉，不要担心，只要坚持练习，就一定会感受到骶骨的抖动。

6 你能否感受到骨盆围绕着某个点旋转？这个点就是骨盆的中心。

✧ 练习32　跷跷板摇摆髋部

这项练习中的动作简单易学，它在很多的传统仪式中被用来表达狂喜，也能帮助我们摆脱心理负担和消极情绪，还能帮助我们放松整个身体，尤其是骨盆。这个动作在肚皮舞中被称为"西迷"，指随意地晃动身体部位。西迷一直是最受欢迎的肚皮舞动作之一。

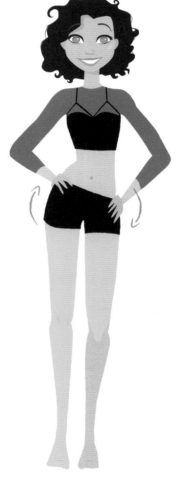

1　站直，使双脚位于髋部正下方，脚趾朝前。使重心落在双脚中间，注意，确保在练习时重心不移动。屈右膝，伸直左膝；然后交换，伸直右膝，屈左膝，重复动作，让你的髋部随着两侧膝关节的屈伸轻微地摇摆起来，你可以按自己的想法调节膝关节的屈曲角度。不过，上半身要始终放松，不要动。

2 在做动作时，你的髋部围绕着哪个点上下摇摆？这个点就是骨盆的中心。

3 想象你有一条毛茸茸的尾巴，这条尾巴随着髋部的律动灵活地来回摆动。

4 如果你已经可以流畅地做动作了，那就加快摇摆速度，同时要注意摇摆的节奏，最好搭配节奏感强的音乐摇摆。你要控制好摇摆节奏，使其与音乐节奏完美契合。

5 要先有控制地摇摆髋部，随着你逐渐掌握这个动作，你就可以放松、自由地摇摆髋部了。只要你感到快乐，你就可以一直做这个动作。深呼吸，感受能量从你的体内释放。

✧ 练习33　非洲舞摇摆髋部

　　这项练习中的动作来源于非洲舞，是练习32的升级版。非洲舞以粗犷有力、热情奔放的舞蹈动作著称，这一舞种的许多动作都带有挑逗的意味。在你做这项练习时，你的髋部也要围绕着骨盆的中心摇摆。你可以每天都做这项练习，要记得配合音乐摇摆髋部。现在就开始吧！

1 像练习32一样，交替屈膝，使髋部摇摆起来。当右侧髋部向上抬时，使骨盆向前倾，让两侧坐骨结节彼此靠近，做顶胯动作。然后，使右侧髋部向下沉，将左侧髋部向上抬，在两侧膝盖处于同一高度的瞬间，骨盆恢复端正，两侧坐骨结节彼此远离。随后，使右侧髋部继续下沉，左侧髋部继续上抬，再次使骨盆前倾，让两侧坐骨结节彼此靠近，做顶胯动作。这项练习既可以激活盆底，又可以展现你的魅力。

2 重复动作，感受髋部围绕着骨盆的中心摇摆，沉浸于有活力的动作当中。

✧ 练习34　扭胯连锁反应

1 站直，屈膝，像练习23一样放松地扭动髋部。确保上半身始终保持稳定。当你扭动髋部时，胸部保持不动且始终位于双脚的正上方。

2 骨盆保持端正，上半身保持稳定，左右来回扭动髋部。你可以屈膝来使两侧髋部始终处于同一高度以及保持上半身的稳定，具体做法是：当向右扭动髋部时，微微屈右膝，反之亦然。当然，做好这个动作并不容易，它要求你协调全身各个部位的活动。这项练习能很好地锻炼你的大脑，你的左右脑之间的连接在练习的过程中得以强化。

3 增加练习强度，进一步激活盆底。在扭动髋部时，将重心向同侧移动。当向右扭动髋部时，感受左脚的脚面、左侧的踝关节、膝关节、髋关节和盆底的连锁反应（请参考练习17），然后换另一侧重复动作。

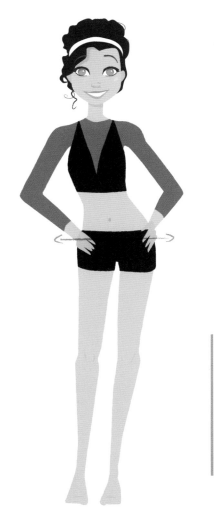

4 你可以有针对性地对左右两侧身体进行单独训练。当你明确感受到了身体的连锁反应后，你可以将没有支撑身体的脚抬离地面，并想象自己用力地将盆底向下压。

你可以把这项练习与行走结合，这样在走每一步时你都能让盆底得到锻炼。你如果能这样做，就不需要专门抽时间做这项练习了。

✧ 练习35　前后扭动骨盆

1　站直，确保上半身保持稳定、骨盆保持端正。使两侧髋部轮流向前扭动，要放松地扭动髋部，用两侧髋部画圈。在保证动作准确的同时尽可能地加大动作幅度，最终你应该能够用两侧髋部流畅地画圈。当你扭动髋部时，胸部要保持不动且始终位于双脚的正上方。

2　感受髋部围绕着骨盆的中心扭动。注意，只有髋部在扭动。

3　如果你已经可以流畅地做动作了，那就加快扭动的速度。然后尝试时快时慢地扭动髋部，这样做难度更大，对骨盆灵活性的要求更高。

✧ 练习36　转动髋部

　　将你的髋部想象成车轮，让髋部像车轮一样转动，以进一步激活你的骨盆。这项练习既能让你的行走姿态更优雅、更性感，又能锻炼你的盆底。

1 按照向前、向下、向后、向上的顺序转动髋部，让髋部画圈。重复动作，直到你可以灵活且流畅地做动作。将你的髋部想象成车轮，两侧髋部之间连接着一根"车轴"，"车轴"应该是平行于地面的。

2 反方向（按照向后、向下、向前、向上的顺序）转动髋部，让髋部画圈。

3 重复动作，直到你可以非常流畅地转动髋部。

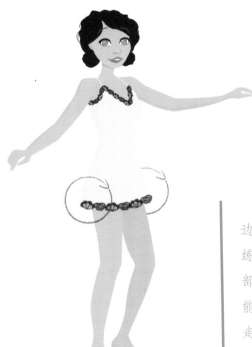

你可以尝试一边行走一边做这项练习，感受两侧髋部的转动，这样做能让你更灵活地行走，让你的行走姿态更优雅。

探索你的身体吧！

✧ 练习37　全方位活动髋部

这项练习既能活动骨盆所有的关节，尤其是髋关节，又能有效地锻炼盆底，我在日常生活中经常做这项练习。

1 站直，将双脚分开与肩同宽，此为起始姿势。尽可能地屈髋，让两侧坐骨结节彼此远离，先向右用髋部画一条弧线，恢复起始姿势；再向左用髋部画一条弧线，恢复起始姿势。多次重复动作，要尽可能地将弧线画得圆润，并且动作幅度要越来越大。体会在不同方向上画弧时的感觉有什么不同，对有困难的一侧进行有针对性的练习。

2 以起始姿势开始。向前顶髋，要将骨盆向前倾，使两侧坐骨结节彼此靠近。你可以用力让坐骨结节进一步彼此靠近，以激活盆底。先向右用髋部画一条弧线，恢复起始姿势；再向左用髋部画一条弧线，恢复起始姿势。当你画弧线时，感受你的盆底慢慢变得紧张。最后，最大程度地屈髋，有意识地使两侧坐骨结节彼此远离，让尾骨与耻骨彼此远离，拉伸盆底肌。

3 注意，确保下背部始终保持挺直。你可以在做动作时伸直双腿或微微屈膝，感觉采取哪种方式时你感到更舒服。屈髋时，大腿后侧应该有拉伸感。

4 将注意力集中于骨盆的移动，重复动作。

5 要想在屈髋时增加练习强度，你可以进一步向下压上半身，同时低头。如果你是长发，那么你可以好好地利用头发的重量屈髋。

6 要想在顶髋时增加练习强度，你可以挺胸抬头，优雅地向后伸展脊柱，同时将骨盆向前推。在顶髋时，你同样可以利用头发的重量。

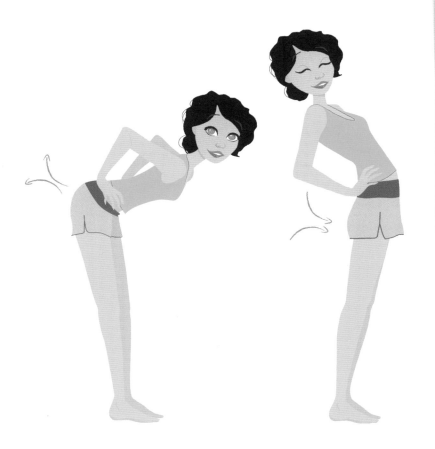

✧ 练习38　自由舞动

　　找一首能让你情不自禁随之起舞的歌曲，并随着歌曲起舞。你的动作应该自由随性，甚至夸张一点儿也没有关系，这支舞蹈是你为自己而跳的。你可以对着镜子起舞，也可以闭上双眼起舞；你可以穿着衣服起舞，也可以赤身裸体地起舞。让你的身体动起来，解放你的天性。跳舞可以释放情绪，舞蹈时间就是你表达自己的时间。当我跳舞时，我会迸发很多灵感，舞蹈也多次把我从危机中解救出来。感受你在愉快地舞动时体内自然而然产生的快感！

　　在练习私密瑜伽或进行其他任何运动后做这项练习吧！即使是在日常生活中，你也可以时不时地自由起舞。

　　当你的脑海中浮现出一首歌曲的时候，你就可以立刻用音乐软件找到并播放这首歌曲，让自己沉浸其中，并随之起舞。要相信你的直觉，它总能指引你找到一些你现在需要的东西，尽管有时候你的直觉有些荒诞可笑。有时，我会反复听同一首歌曲几十次，然后音乐软件就会给我推荐更多相似歌曲，其中大部分歌曲都能让我情不自禁地舞动起来。

　　如果你对自己的现状感到不满，有负面情绪困扰着你，你可以通过自由舞动练习获得放松。凭借直觉找到一首歌曲，跟着歌曲起舞，跟着感觉走，一边舞动身体，一边释放激情，敞开心扉。你可以将这项练习和练习59结合起来。

镜子，镜子，请告诉我

在镜子中观察我们的身体是个好习惯。我是一名舞者，在镜子中观察身体对我来说格外重要。在练舞时，为了实现我想要的舞蹈效果，我会刻意让意识脱离身体，此时，我的身体仿佛是提线木偶，我通过观察镜中的自己来"远程"控制自己的身体。

虽然镜子能很好地帮助我们调整动作，但是想要展示真实的自我和最大程度地发挥我们的内在力量，就要将全部的意识集中于身体上，不能让意识脱离身体。我们不能只注意动作是否标准、到位。最重要的是，我们在跳舞时，应该表达自己的内心，自由地宣泄情感，我们应该通过跳舞感到幸福快乐。

然而，当我们通过镜子观察自己的时候，我们会对身体产生陌生感，我们会以某些"标准"去评价我们的动作，不标准的动作就是错误的，这样的评价肯定不会让我们感到开心。因此，只有当我们学会了从内部感受我们的身体，将我们的身体视为无与伦比的宝物时，我们才能真正地学会自爱。

我的建议是，在进行所有运动（不仅仅是练习私密瑜伽）时，最好将全部意识集中于身体，这样做不仅能提高感官的敏锐度，而且能收到更好的练习效果。[58]

在办公室锻炼盆底

这部分练习很适合在办公室中进行。所有练习的动作都是你能轻松地在办公桌前或上班途中做的、幅度不大的动作。不过，要想收到最佳的练习效果，你最好先在家练习，以完美地掌握动作。

✧ 练习39　端正骨盆

这项练习属于身心动作练习，你只需想象自己在做练习，无须活动任何身体部位。随着练习的深入，你的觉知会变得越来越强，通过想象，你就能正确地激活肌肉，使你的骨盆端正挺直。

1 无论以什么姿势都可以做这项练习，躺着、坐着或站着都可以，想象有一股力量将你的耻骨向你的胸部拉。

2 想象有一股力量将你的尾骨向你的足底压。你的骨盆有何变化？你身体的其他部分有何变化？每天花上5分钟来做这项练习，这绝对是不亏本的"投资"。

你可以坐在办公桌前或在行走时做这项练习，它能让你的骨盆端正。

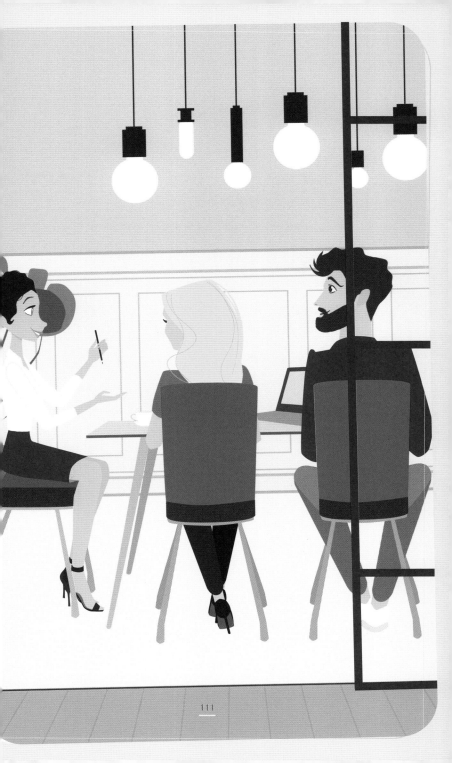

✧ 练习40　平衡骨盆张力

　　你可以在任何地方做这项练习。这项练习也属于身心动作练习，你只需运用自己的想象力即可。

1 想象你的骨盆两侧分别系着一根绳子，有一只手在你的身前牵拉这两根绳子，使你的两侧骨盆彼此靠近。

2 将手放在髋部后侧，感受髋部后侧和脊柱的放松；然后将手放在下腹部，感受骨盆和腹部肌肉被深度激活。你的骶髂关节和髋关节是否更灵活了？重要的是，不要有意识地绷紧某块肌肉，只要发挥你的想象力，紧张的肌肉就会变得舒张，僵硬的关节就会变得灵活，整个身体就会从不平衡的状态恢复到平衡的状态，盆底自然也会更健康。

3 用心感受，你的身体是否更挺拔？

　　你可以在任何时候（比如乘坐电梯时、等红灯时或排队时）做这项练习。我在坐着的时候做这项练习的效果最好。

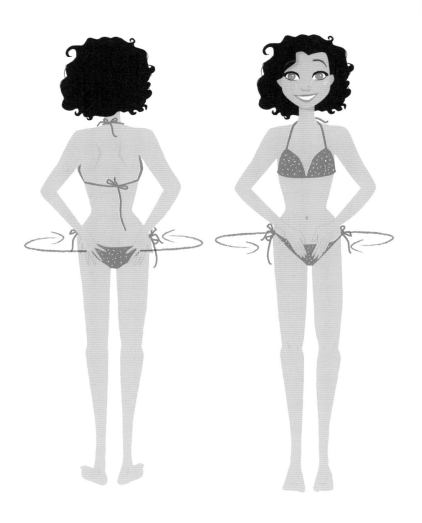

✧ 练习41　双脚踩地

1 坐在椅子的边缘，使双脚分开与髋部同宽，双脚放松地踩在地上。伸直脊柱，想象有一股力量在向上牵拉你的每块椎骨和头部。

2 在做这项练习之前，你要掌握练习17和练习34。用右脚使劲踩地，右脚仿佛深深地扎根于地面，你会感到有一股力量从盆底释放。换另一侧重复动作。脚部动作对身体其他部位产生了什么影响？

3 改变双脚踩地的力度和时间。对比左右脚踩地时两侧身体的感受，感受是否相同是判断你的身体是否对称的依据。这项练习能帮助你进一步了解连锁反应是如何在全身发生的，还能让你的身体更挺拔。

4 你可以在踩地的同时扭转上半身，保持手臂自然下垂并轻轻摇晃手臂。

5 你还可以轻轻抬高没有发力的那只脚。

6 如果你能感受到你的肛提肌被激活，两侧坐骨结节彼此靠近，那么你的姿势就是正确的。如果你在屈髋的同时感到腹部肌肉被激活，你就掌握了这项练习的要领。

你可以时不时站起来，感受这项练习对你的体态的影响。当你的体态明显更挺拔优雅时，练习的目的就达到了。

✧ 练习42　开合膝盖

1 坐在椅子上，使膝盖微分，将双手置于膝盖内侧，也可以将瑜伽砖或类似的物体夹在双膝之间。盆底发力使膝盖并拢，对抗双手或瑜伽砖的阻力。先快速而轻柔地并拢膝盖几次，然后再增大力度。你可以用你觉得舒适的力度并拢膝盖。

2 如果用手制造阻力，请注意要保持身体的挺直，这样才能最大程度地保证练习效果。

3 在并拢双膝的同时用力将两侧坐骨结节向下压。

4 使膝盖并拢，将双手置于膝盖外侧，也可以用丝巾将两侧大腿绑在一起。用盆底的力量将膝盖分开，对抗双手或丝巾的阻力。首先快速而轻柔地分开膝盖几次，之后增大力度。你也可以用你觉得舒适的力度分开膝盖。

5 起身, 来回踱步以放松双腿。

这项练习的动作幅度很小, 你可以在任何时候、任何地点、以任何姿态(坐着、躺着或站着)做这项练习, 没有人会注意到你其实正在锻炼你的盆底。

✦ 练习43 全方位活动坐骨结节

1 坐在椅子上, 屁股紧贴椅面, 你应该感觉两侧坐骨结节与椅面接触的位置有点儿"硌得慌"。

2 不要移动整个骨盆, 只要向下压两侧坐骨结节, 感受骨盆被激活, 以及两侧坐骨结节与肌肉的连接。注意, 确保肌肉不发力。

3 交替向下压两侧坐骨结节, 感受盆底被激活。两侧盆底的感觉一致吗?

4 想象你的骨盆悬在空中, 使两侧坐骨结节一前一后地摆动, 动作要有力, 但动作幅度不宜过大。用心感受, 两侧坐骨结节的感受一致吗?

5 想象你的骨盆悬在空中，使两侧坐骨结节同时向前或向后摆动，再放松身体。你可以变换摆动速度和你的呼吸频率。

6 将两侧坐骨结节一起向前推，仿佛要通过坐骨结节带动椅子向前移动一样。

7 再次向下压坐骨结节。想象你有一条尾巴，将尾骨向后翘，用尾骨带动你的尾巴，将尾巴向上甩。感受你的盆底、骶骨、骶髂关节，最后从整体上感受你的身体。

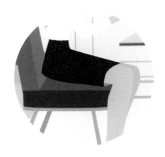

✧ 练习44 跨坐摇摆

练习44～47都很有趣，这些练习能更有效地锻炼你的盆底。你目前所学到的一切都能在做后面的练习时得到有效应用。下面的这项练习有助于增强你在性生活中的耐力。

1 跨坐在椅子上，臀部下方最好垫一个软靠枕。像骑马一样骑着椅子，轻轻地前后摇摆脊柱。

2 使双脚位于双膝正下方，或者屈膝并将小腿抬起来。尝试借助盆底的力量将椅子向前推。你会立刻注意到你的盆底被激活。享受这个动作，感受盆底的力量，以及盆底与背部、腹部肌肉的紧密联系。

3 放松地呼吸，有意识地放松臀部。将两侧坐骨结节一起向前推，然后放松坐骨结节，最后放松整个身体。

4 你可以让整个身体随之一起摇摆，将双手举起，只要你感觉舒适即可。

如果你认真地做了其他的练习，那么你在做这项练习时应该感到非常轻松并且你会享受练习，你可以游刃有余地控制盆底，并且感到盆底与身体其他部位的联系。此外，这项练习也可以帮助你减轻压力，如

果生活中有烦心事，那就来做这项练习吧！如果办公
室里只有你一个人，你也可以在休息时做这项练习。

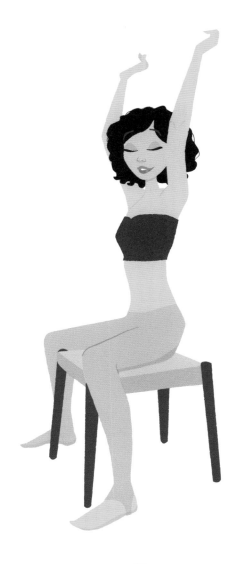

✧ 练习45　使呼吸下沉

这项练习非常适合用来放松身体,特别是当你因为长时间站立或行走而感到背部酸痛时。如果你的双腿很疲劳,你可以躺着做这项练习,虽然躺着做练习不如站着或坐着做练习那么有效。

1 以一个自己感觉舒适的姿势开始。从寰椎开始,慢慢地屈曲每个脊柱节段,将上半身蜷缩起来。当上半身贴到大腿后,放松身体。你可以让双臂自然下垂,指尖接触地面;也可以抱住双腿。蜷缩的姿势模拟了胎儿在母亲子宫内的姿势,可以给人充足的安全感,起到放松身心的效果。

2 感受你的呼吸。自然地呼吸,而不要控制它。你的呼吸怎么样?你感到舒适还是难受?感受吸入的气体流过你的鼻孔、鼻腔、鼻窦、喉咙、气管和肺部。你能感知肺部的存在吗?

3 感受吸气时胸腔扩张,你能感知肋骨的存在吗?感受胸腔扩张时你的肌肉和肋骨有何变化,你能感受到最上方第一根肋骨的变化吗?你能感受到锁骨的变化吗?你能感受到手臂和肩胛骨的变化吗?你能感受到膈肌的移动吗?

4 将你吸入的气体从胸腔引到腹部,然后引到身体两侧,再引到下背部,最后引到盆底。当你呼吸时,这些地方会发生什么?

5 现在，将注意力集中于各个身体部位，感受呼吸时你的双脚、双腿、髋关节、骨盆、脊柱、胸腔、手臂和头部的变化。

6 慢慢抬起上半身，现在你感觉如何？你的呼吸发生了怎样的变化？你对自己和周边的环境有什么新的体悟？你感受到了哪些情绪？

7 如果你有兴趣，你可以挺直上半身并弯腰。和蜷缩的姿势相比，挺直上半身并弯腰给你的感受有什么不同吗？你还能更大限度地弯腰吗？你的髋关节、腿部、骨盆、脊柱、胸部、手臂和头部有什么感受？

8 慢慢而舒适地抬起上半身，挺直背部，顺畅地呼吸。

✧ 练习46 检查骨盆的状况

1 认真仔细地感受自己的骨盆。

2 什么时候你会感到骨盆周围的肌肉痉挛？具体哪些肌肉痉挛？是盆底肌吗？骶髂关节是否会"咔咔"作响？是一侧骶髂关节"咔咔"作响，还是两侧骶髂关节都"咔咔"作响？这些不同寻常的现象都是你的身体出现问题的信号，现在你需要放松身体了。

> 你可以在不需要外出的一天做这项练习。每隔一小时设定一个闹钟，每当闹钟响起就做这项练习，感受你的骨盆。

✧ 练习47　整体放松盆底

当你能感知整个盆底的存在后，你就可以从整体上放松盆底了。这项练习不仅能通过有针对性地放松局部肌肉让你感觉舒服，还能帮助你调节自主神经系统，从整体上让你有更好的状态。

1 舒服地坐在椅子上或站直，感受整个盆底。有意识地放松盆底，想象让盆底向下沉。感受盆底的哪部分还处于紧张状态，有针对性地让这部分向下沉。

2 感受腹部逐渐放松，你的呼吸越来越顺畅，你的表情越来越柔和。你现在感觉如何？

　　这项练习也适用于企业的员工培训，它能够帮助员工达到"无焦虑状态"[59]——指在非常紧张的情况下能保持清醒、冷静和注意力集中的状态。这项练习尤其对承受着巨大压力的公司领导非常有效。

　　在和闺蜜喝咖啡、与同事开会和与家人吃早饭时你都可以做这项练习来放松你的盆底，感受练习带来的积极影响。

　　你可以在练习后问一问其他人，他们是否觉得你发生了变化。我经常听到，周围的人感觉我的存在感增强了，他们和我相处时感到更舒服。这项练习不仅能增强我们对异性的吸引力，也有助于增强我们和同性相处时的亲和力。我们越深刻地体会到练习带来的好处，就越愿意去练习，我们就会越放松。你可以尝试在和伴侣调情、感到压力大等各种场景中做这项练习来放松盆底，当然，在性生活中放松盆底也很重要。这项练习是私密瑜伽中非常重要的练习。

　　当你长期做这项练习之后，你将会惊奇地发现自己变得更开放。

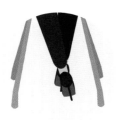

私处练习

在你充分认识到盆底支撑着你的身体后，你就可以进行接下来的练习。这部分练习无须调动你的整个盆底。

✧ 练习48　内观私处

去私处内部"参观"一下吧！找一个让你感到舒适的姿势，尝试用一根手指完成下面的这项练习。

1　要在平静的状态下做这项练习。刚开始练习时，时间不要超过15分钟。洗净双手，剪短指甲，往手指上涂抹润滑剂。注意选择安全的润滑剂，确保它不会对你的私处造成伤害。

2　最简单的方式是坐在沙发、椅子或床上等任何你觉得舒服的地方。

3　将沾了润滑剂的食指（或者你喜欢的某根手指）尽可能深地伸到阴道中，但要确保你感觉舒服。随着手指的深入感受阴道内部。

4　手指在能达到的最深的位置停留一段时间。

5　小心地拿出手指，回忆刚才的感受。你的身体有什么反应？你的心理有什么变化？

　　请放松地做接下来的练习 49 和练习 50，感受阴道内部的细微变化。如果你能认真且有效地完成前面的所有练习，那么这部分练习对你来说也不是难事。

✧ 练习49　使前后阴道壁贴近

1　你可以蹲下、站立、坐着或躺下。想象你的身体结构，尤其是阴道在体内的位置，放松地呼吸。想象你的前后阴道壁正缓慢地彼此贴近。先轻轻地使前后阴道壁彼此贴近，再尽可能用力地使前后阴道壁彼此贴近。注意，在整个过程中，括约肌和坐骨结节不要活动。

2　感受在使阴道壁贴近时盆底的哪些部分变得活跃？还有哪些身体部位有反应？你的表情和情绪也发生了变化吗？

3　使阴道壁放松。为了充分放松，深吸一口气，将空气引入你的阴道。

4 想象用力地使前后阴道壁彼此贴近，使前后阴道壁贴在一起。然后想象你的体内有一只蝴蝶，它的翅膀轻轻地扫在阴道壁上，引发阴道壁的震颤。最后使阴道壁彻底放松。在理想的状态下，这项练习可以促进阴道的血液循环。

5 使前后阴道壁彼此贴近。你的肛提肌有怎样的反应？你的骨盆是否变得端正？但要注意，在任何情况下都不要收缩括约肌。感受前后阴道壁贴近产生的连锁反应，你甚至能够感到你的嘴、下巴和喉咙有了变化。

6 使阴道壁彻底放松以结束练习。放松在这项练习中格外重要。只有在完全放松的情况下，你的阴道才能保持健康，并充分地发挥作用。

✧ 练习50　收缩阴道

这项练习很经典，你要适度练习，避免使盆底过度紧张。

根据来自东方的医学理论，阴道从下到上可以被分为4段，分别对应：肾、肝、脾和胰腺、肺部。有意识地激活这4段阴道，能够增强上述器官的功能。

1 将你的阴道从下到上分为4段。收缩从下往上数的第1段阴道，加大力度，直到使用了五成力度。在第1段阴道收缩的状态下，收缩第2段阴道，使用了五成力度后停止收缩。重复动作，收缩第3段和第4段阴道。最后，你的整个阴道都处于收缩状态。在收缩的过程中要始终保持呼吸顺畅和身体放松。

2　从上到下缓慢地、逐段地放松阴道，一定要轻柔且连续地放松阴道，直到整个阴道完全放松。反复收缩和放松阴道，最多3次。

3　配合心跳收缩和放松阴道：你可以加快收缩和放松的速度，使阴道收缩和放松与心跳同步，心跳一次，收缩或放松一段阴道。你会感受到能量在你的体内的流动。最后彻底放松整个阴道，放松的时间要至少和练习的时间一样长。

4　配合呼吸收缩和放松阴道：收缩阴道时吸气，放松阴道时呼气。你会不受控制地发出"啊"的声音，无须担心，这是正常的。最后彻底放松整个阴道。

5　针对宫颈（阴道的顶部）进行练习。轻轻地收缩宫颈，你有什么感觉？激活宫颈能带给女性充实、宁静和踏实的感觉。我认为，之所以女性会有这样的感觉，是因为根据前面提到的理论，宫颈对应的是心。可以说，宫颈是通向心灵的神圣大门。

回到根本

通过阅读前文你已经知道了，久坐是导致我们盆底变得僵硬和松弛的原因。除此之外，久坐还会导致其他问题。詹姆斯·莱文博士和他在美国亚利桑那州立大学梅奥诊所的团队对久坐进行了长达30年的研究，并得出结论：久坐对人体健康的危害比吸烟更大。[60]现在越来越多的科学家认同这一结论。

美国科学家琼·威尼克斯对比了久坐和太空失重环境对人体的影响。结果显示，久坐和失重状态一样，都会造成肌肉、骨骼、关节和组织萎缩和功能丧失。久坐让我们的臀部肌肉日益羸弱，随着时间的推移，一旦臀部肌肉再也无法恢复原来的功能，不仅臀部会变得不好看，正常的骨盆形态还会受到影响，盆底肌变得松弛，这一切都会干扰我们的日常活动（如站立、行走、跑步或跳跃）。如果臀部肌肉羸弱，那么身体为了使上半身直立，势必会让下背部肌肉超负荷工作，因此病痛和不适的出现是理所应当的。如果臀部肌肉出现问题，那么腹部肌肉也难免受到影响，从而变得松弛。髋部长时间没有得到活动，导致髋部的屈肌萎缩，在站立时腰椎过于前凸，胸椎过于后凸，胸部下垂，患椎间盘突出症的风险变大。此外，久坐对骨骼的危害也不容小视。久坐会导致骨密度降低，尤其容易导致骨盆和腿部骨骼出现骨质疏松。琼·威尼克斯的研究还显示：久坐还有可能导致2型糖尿病、心脑血管疾病、抑郁症和癌症的患病风险增大。[61]

久坐对孕妇的危害格外大。孕妇想要顺利分娩，强健的盆底肌和灵活的骨盆是必不可少的。在分娩过程中，胎儿先露部位（胎儿的最低点）会压迫盆底肌，如果盆底肌羸弱，那么盆底肌会因为承受不了如此大的压力而出现损伤，甚至出现撕裂。此外，在分娩过程中，骨盆还要能够整体向后移动，这对西方女性来说是很难做到的。如果骨盆无法顺利后移，那么胎儿必须通过会阴切开术或剖宫产术才能娩出，这会导致女性在产后更容易出现各种盆底问题。而习惯使用蹲便器的国家的女性骨盆更为灵活，这些国家的女性更不容易在产后出现盆底问题。[62]自2006年开始，我在肚皮舞基础课程中加入了深蹲动作以锻炼学员的骨

蹲着"办大事"

蹲着上厕所比坐着上厕所更健康。有研究表明，在现代，很多健康问题都与坐便器的普及有关，而这些健康问题在多使用蹲便器的国家中很少出现。[63]蹲着上厕所的好处有很多，比如排泄物更容易被排出，有助于预防结肠癌、肠道炎症和阑尾炎等。深蹲可以锻炼膀胱和子宫，增强这两个器官的功能。深蹲还能放松耻骨直肠肌，这部分肌肉在我们坐着的时候会收缩以封锁肛门，导致排便困难，从而引发盆底问题和痔疮。研究还表明，蹲着上厕所能够预防痔疮。

盆，这个动作对全身的骨骼和肌肉都有好处。近几年深蹲逐渐成为世界各地健身专家都推荐的一个动作，这让我感到很开心。我极力推荐将深蹲作为你日常训练中必不可少的项目，并且在日常生活中需要下蹲时有意识地深蹲。具体做法你可以参考第131页的粉字部分。

此外，私密瑜伽让你即使坐在办公桌前也能锻炼盆底。无须经常下蹲，你也可以锻炼到骨盆，这对正在备孕的、想要日后自然分娩的女性极为重要。而且私密瑜伽的练习对练习者的姿势几乎没有任何要求，即使你正在敲击键盘，你也可以进行练习。不过重要的是，你要时不时起身，走一走，跳一跳。

✧ 练习51　深蹲

1　将双腿分开与肩同宽。刚开始练习时，你可以向外打开双脚，使脚尖朝向斜前方。慢慢屈膝，但不要抬脚跟，轻轻地将臀部向下沉，直到臀部无法继续向下沉。如果你能很好地保持这个姿势，你可以跳到步骤4。

2　如果你觉得深蹲的姿势让你感到不舒服，或者你根本无法深蹲，那么在脚跟下面垫一块折叠好的、有一定厚度的毯子，再按照步骤1的说明尝试深蹲。

3 如果你还是觉得不舒服，或者无法深蹲，那么在深蹲的时候使脚跟踩在突出的门框上，每天练习，目标是蹲得越来越深。要有耐心，你要知道，深蹲可以让你私处周围所有的肌肉、筋膜和关节越来越灵活。

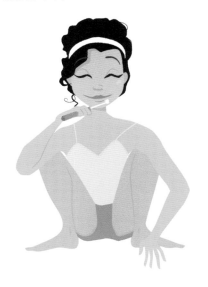

你可以将深蹲纳入你的日常训练，每次训练时，先花5分钟练习深蹲。不过更好的方法是将深蹲融入你的日常活动，比如以深蹲姿势阅读、工作或休息。当你想从地上捡起东西时，尝试用深蹲代替弯腰；如果你的身体足够灵活，你还可以蹲在办公椅上敲键盘；你甚至可以在冥想时保持深蹲的姿势。

4 如果你可以顺利地深蹲，那么尽可能长时间地保持深蹲的姿势，并且放松身体，特别是要放松盆底。感受骨盆、髋关节和脊柱在慢慢地放松。深呼吸，你的身体会越来越放松。最后，放松你的脊柱。

5 如果你在深蹲时感到疼痛，或者身体某处特别紧张，那么小心地站起来。四处走动，再尝试深蹲。疼痛表示你还无法轻松地深蹲，这是身体向你发出的信号，你不应该忽视这样的信号。如果你的膝关节或者静脉存在问题，那么务必先向医生咨询你是否可以练习深蹲。

6 你还可以在练习深蹲时将手臂向上伸、侧平举或向前伸等，为深蹲增加一些变化。

7 如果你已经能顺利地深蹲了，并且没有产生不适感，那么尝试朝不同方向移动你的脚。你可以在正确深蹲的基础上，怀着好奇心和求知欲为你的练习增加一些趣味性。

8 抬头，挺直背部，臀部和双腿发力让自己站起来。反复深蹲和起立能锻炼腿部和臀部肌肉。多练习几次吧！

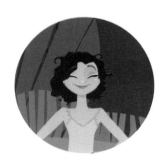

私密阴瑜伽

私密阴瑜伽遵循阴瑜伽的原则。阴瑜伽的目的是疏通全身经络，实现全身（包括盆底）的阴阳能量平衡。在练习私密阴瑜伽前，你无须热身，你可以将私密阴瑜伽作为热身练习；你也可以在完成本书的其他练习后练习私密阴瑜伽，将其作为放松练习。

私密阴瑜伽可以帮助你拉伸深层肌肉和筋膜。你可以自由选择这部分的练习进行组合，练习时间应该维持在3～7分钟。刚开始练习时，时间也可以更短一些，之后逐渐延长练习时间并提高练习强度。你可以用呼吸次数来辅助计算时间，进行7次深呼吸需要约90秒，那么进行14次深呼吸就需要3分钟。在练习时，要有意识地放松不需要发力的肌肉，尽可能地舒展身体，你会发现自己进入了深度冥想状态。长时间地做私密阴瑜伽的拉伸动作可以帮助你将压力从深层筋膜中释放出来，缓解筋膜紧张，消除筋膜粘连，有效拉伸肌肉和肌腱，从而让身体端正挺拔。[64]你可以在想要放松的时候练习私密阴瑜伽，我认为最好的练习时间是在入睡前。

在练习的间隙，你可以

★躺下来，感受你是否得到了充分的放松；

★站起来，感受练习对静止状态的影响；

★放松地在房间中走来走去，感受练习对活动状态的影响；

★深蹲，感受你是否得到了充分的放松以及练习对活动状态的影响。

✧ 练习52　拉伸腓肠肌

大部分女性的腓肠肌都比较紧张，腓肠肌持续紧张会影响行走姿态，从而导致骨盆不平衡。

1 将毛巾（或较软的瑜伽垫）卷起来，将前脚掌踩在毛巾卷上，使脚跟悬空。将脚跟向下压，使之慢慢地靠近地面，当腓肠肌有明显拉伸感时停止动作。

2 保持膝盖伸直，双脚脚趾朝前，将双腿分开与髋部同宽，向前走，有意识地放松腓肠肌。

✧ 练习53　拉伸腿后侧

1 站在椅子前。屈髋，将上半身向下压，将双手放松地放在椅子上，向后翘臀部，感受盆底肌被拉伸。你可以一边将上半身向下压，一边伸直颈部，以拉伸整个脊柱；你也可以放松地低头。你的腿后侧有拉伸感吗？如果腿后侧有拉伸感，请保持这个姿势，继续拉伸。

2 如果腿后侧没有拉伸感，你可以参考练习52，将前脚掌踩在毛巾卷上，使脚跟悬空，并将脚跟向下压。一边拉伸一边深呼吸，感受身体越来越放松。

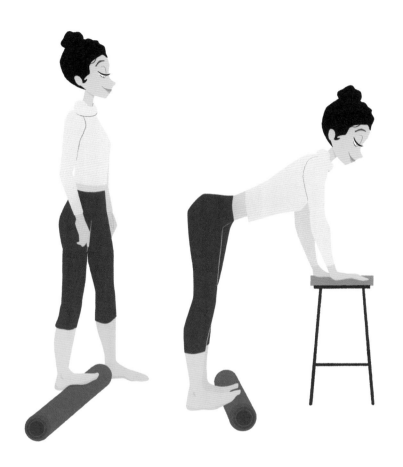

✧ 练习54　拉伸臀部屈肌

1 站好，脚趾朝向正前方，将右脚向后撤一大步，屈左膝，
伸直右腿。将右脚脚跟抬起，脚尖着地，保持骨盆端正

和上半身挺直，看向前方。此时臀部的屈肌应有舒适的拉伸感。

2 如果拉伸感不明显，那么进一步屈左膝，使上半身进一步向下沉。注意，确保上半身始终保持挺直。

3 换另一侧重复动作。

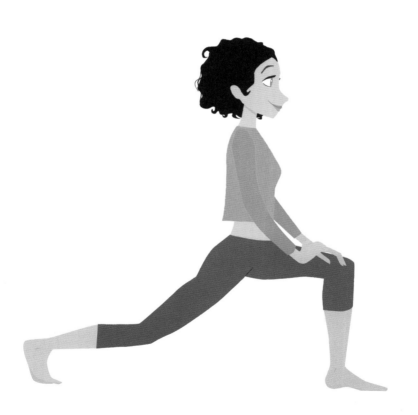

你应该避免的练习和运动模式

★仰卧起坐：虽然没有明确的研究结果，但是许多研究者都认为，仰卧起坐会对盆底造成伤害。因此，如果你想锻炼腹部肌肉，我建议用平板支撑代替仰卧起坐。用手掌和双脚支撑身体，全身肌肉都要紧绷，身体几乎呈一条直线。除了用手掌支撑身体的直臂平板支撑外，平板支撑还有许多变式，比如用前臂支撑身体的曲臂平板支撑。

★鲤鱼打挺：有些人喜欢做"鲤鱼打挺"这个动作。但是这个动作不仅会给盆底带来压力，而且容易对脊柱造成伤害，还可能会导致腹部肌肉沿腹白线撕裂。我推荐先由仰卧转为侧卧，再用双手支撑起身的方式，这种起身方式既安全又优雅。

★弯腰：捡起地上的东西时，用深蹲代替弯腰，这样可以减小脊柱承受的压力。

★过度收腹：腹式呼吸有很多好处，但是在呼气的时候，不要过度收腹。过度收腹会对你的呼吸、消化功能和整个身体都产生负面影响。此外，你的腹部赘肉并不会因为过度收腹而消失。你可以学习几个肚皮舞的上半身动作，这些动作能让你的身体挺拔，同时帮助你消除腹部赘肉。此外，做肚皮舞的上半身动作也能给你的内脏做"按摩"，让你拥有好心情，让你更性感。

✧ 练习55　靠墙V字倒立

1 在墙边找一个舒服的姿势躺下，并拢和伸直双腿，将双腿靠在墙上。双腿慢慢分开，分别沿着墙面向外、向下滑，呈V字。双脚的外侧缘尽可能地贴近墙面，脚掌朝上。深呼吸，这个姿势应该能让你感到放松。

2 使骨盆向前倾，尾骨靠近地面，腰椎微微向前凸。你感觉如何？是否产生了新的感受？

3 进一步分开双腿，放松骨盆。

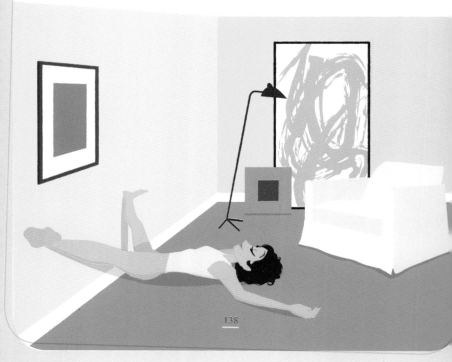

✧ 练习56　拉伸全身

　　这项练习可以预防和缓解驼背，增强胸椎的灵活性。因为驼背往往会引发骨盆前倾，所以这项练习对骨盆也非常有益。

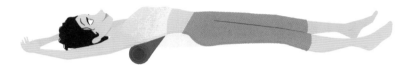

1 仰卧，使背部压在卷起的瑜伽垫上，瑜伽垫的最高点应该正好位于最下面的肋骨下缘。此为起始姿势。深呼吸。

2 背部发力使瑜伽垫向头部方向滚动，当瑜伽垫接近头部后停止动作，尽可能拉伸整个背部。

3 背部发力使瑜伽垫向腰部方向滚动，恢复起始姿势。移走瑜伽垫，彻底放松身体。

　　在步骤3中，移走瑜伽垫后，你还可以通过深蹲来放松身体。

阴道的解剖学知识

很长时间，人们都认为位于小阴唇会合处顶端的阴蒂是类似阴茎的器官。阴蒂虽小，但是远比我们想象中的更复杂。阴蒂由阴蒂头、阴蒂体和两个长6～9厘米的阴蒂脚组成，内部有海绵体和丰富的神经网络。

阴蒂只有一个功能，那就是让女性愉悦，给女性带来性高潮。阴蒂有8 000多个神经末梢，它是女性身上最为敏感的器官之一。

由于存在个体差异，有的女性在性交过程中很容易就能达到性高潮；有的女性难以达到性高潮，于是她们需要在性交过程中额外对阴蒂进行刺激；有的女性的阴蒂并不敏感，她们需要在性交过程中刺激身体其他部位才能达到性高潮。据统计，只有60%的女性曾经在性交过程中达到性高潮。挑起女性性欲和让女性达到性高潮的方法非常多，哪些方法有效因人而异。有些无法达到性高潮的女性会经常陷入怀疑，不知道到底哪里出了问题，使得自己无法从伴侣那里得到想要的快感。而男性也会感到困惑，为什么对前女友有效的方法，对现女友却没用了。对一个女性来说有"性"致的事情，对另一个女性来说可能非常无聊，甚至会让她难以接受并感到恼火。因此，我们女性应该主动寻找自己的敏感区并探索如何激活它，然后告诉我们的伴侣让我们产生极致愉悦感的方法。

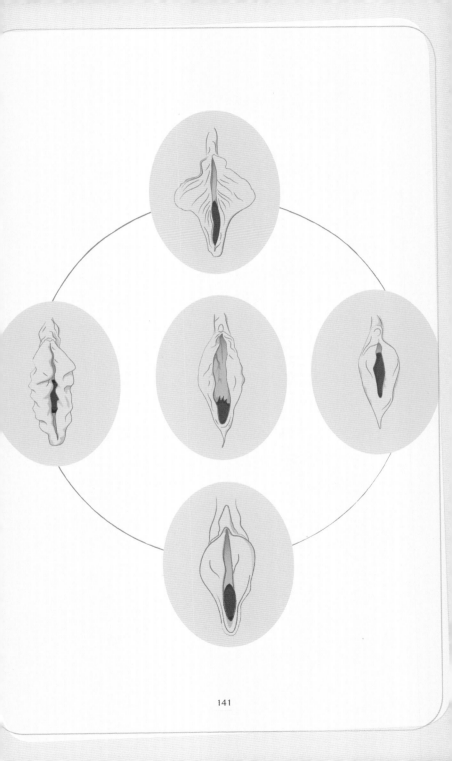

✧ 练习57　唤醒私处

　　你是否曾经用镜子观察自己的阴道？如果答案是否定的，那么是时候这样做了。洗净双手，然后将你的手涂满润滑剂。

1　找个让你感到舒服的姿势，一只手拿着手持镜，观察你的外阴。用另一只手触摸它，像科学家一样研究它。你可以看一看第141页的插图，插图中是不同的私处形态，你是否可以在插图中找到你的私处形态呢？你要知道，每个人的私处有不同的形状和颜色，并没有统一的标准。

2　花15分钟用手指探索阴道口及其周边。哪里较为敏感？哪里没什么感觉？怎样触摸私处感觉最强烈？你在这个过程中产生了怎样的情绪？注意，探索私处的目的既不是对它进行冷冰冰的研究，也不是寻找达到性高潮的方法。你要带着好奇心认识私处、探索私处，并学会如何爱护私处。

3　花15分钟用手指探索阴蒂头。进入冥想状态，从上到下、从左到右认真抚摸阴蒂头。放松身体，匀速呼吸，仔细感受。这一步骤的灵感来自高潮冥想，高潮冥想能够帮助你提高性生活质量、恢复性欲、修复和性有关的精神创伤，你能通过高潮冥想了解很多有关自己的内在、幸福快乐、欲望和性的真相。

4 继续探索，小心而缓慢地将手指滑进阴道。你感觉如何？产生了怎样的情绪？你感觉阴道中是什么样的？是潮湿的，还是温暖的？你感觉阴道的形状是什么样的？你能区分自己的阴道和尿道吗？手指继续深入，探索宫颈。你的感觉如何？你的手指能触到宫颈吗？你能找到自己的G点（女性阴道前壁上的一个敏感区）吗？用手指轻轻在G点两侧按一下，继续深入探索。试试按压其他位置。

5 平躺，你是否感到情绪和私处有变化？根据东方的医学理论，我们的阴道和宫颈中有反射区，反射区对应着我们的内脏，同时也会影响我们的情绪。这就是为什么按摩私处会引发新的情绪。还有科学研究证明，和身体其他部位一样，私处也能"储存"记忆。[65]练习时要相信你的直觉和身体的自愈力。你无须一次就做到位，你要相信，只要有爱、亲密关系和积极的情绪，你的私处就可以疗愈你的心理。

✧ 练习58　私处冥想

　　你最好躺下做这项练习，最好的练习时间是早晨刚醒来或者入睡前。

1 感受你的私处，如果条件允许，把手放在私处上，将注意力集中于私处，并感受它。

2 你的私处温暖吗？有颤动感吗？它是如何与呼吸一起律动的？它有多么柔软？

工具箱

如果你在做这部分练习时有困难，不知道怎么才能找到自己的阴蒂，那么你可能需要一些小工具，比如阴道探头和内窥镜。

使用这些小工具时一定要注意安全!

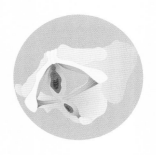

感官刺激
与
性生活

什么是高质量的性生活?

通过练习私密瑜伽，我和很多学员在性生活中都觉得更有参与感、更幸福、更有乐趣。但是私密瑜伽是否对所有女性都有相同效果，能否用科学来解释私密瑜伽的效果，这是我们接下来要探讨的问题。

为什么性高潮对女性非常重要?

女性达到性高潮时，负责自我感知和自我调节的大脑区域会暂停工作。[66]这些大脑区域暂停工作可以让女性产生愉悦感，这样的愉悦感可以加深你和伴侣之间的联系，让你的生活有更多乐趣。研究表明，性高潮有助于稳定情绪、迸发灵感和产生深刻的见解。因此，发生性行为在一些文化中被视为一种精神探索的方法。如果你的性高潮体验一直很美妙，那么练习私密瑜伽会让你的体验更美妙；而如果你一直无法感受到性高潮的美妙，那么练习私密瑜伽一定会带给你惊喜!

女性主义者娜奥米·沃尔夫曾对在1850～1930年间发表过作品的女性作家、艺术家和哲学家进行调查，她发现，在这个时期内，这些女性的性生活和创造力之间存在直接联系。在她们所处的时代，女性毫无话语权，而生活在这一时代的女性主义先驱，比如阿娜伊斯·宁、乔治亚·奥基夫、汉娜·阿伦特、夏洛蒂·勃朗特、乔治·桑、格特鲁德·斯坦，比同时代的女性更具创造力，她们在性生活上也更开放自由。

感官刺激往往使人产生强烈的"冒险"意愿，这是神经递质多巴胺导致的，在我们达到性高潮时，多巴胺大量释放，激活我们大脑的奖励机制，让我们产生愉悦感，这就是为什么我们会对性行为"上瘾"。

多巴胺能刺激我们，使我们保持清醒、雄心勃勃、充满能量，为我们实现目标提供动力。多巴胺帮助我们在正确的时间做出正确的决定，让我们自信而坚定，它能给女性以力量。因此，娜奥米·沃尔夫将多巴胺称为"终极女性物质"[67]。多巴胺水平高的女性更容易自我满足，因此更不容易被操纵或控制。

对无法达到性高潮的女性来说，她们在性交过程中多巴胺水平几乎没有变化。如果性欲长期得不到满足，女性会变得不快乐且易怒，尤其是在面对伴侣时，因为她失去了享受性快感的能力和对和性相关的一切事物的兴趣。好消息是，即使没有性生活，女性也可以刺激体内多巴胺的分泌！运动、购物、跳舞、和孩子或宠物一起玩闹、和闺蜜一起开心地聊天、举行或参加聚会都能帮助女性维持较高的多巴胺水平。[68]

在性交过程中，女性体内也会分泌睾酮，这不仅会进一步增强我们的性欲，还能让我们能量充沛并带给我们勇气。

血清素是一种使我们产生满足感和饱腹感的神经递质。多巴胺让我们更善于交际、更活跃、更敢于冒险，并增强我们的性欲；而血清素则能够帮助我们控制性欲，缓解焦虑，稳定情绪。体内多巴胺和血清素的动态平衡状态能够确保我们在达到性高潮后产生舒适感和安全感。

去甲肾上腺素是我们在恋爱时感到怦然心动的原因。它有收缩血管和促进神经传导的作用，能够引起血压升高和心率加快。除此之外，去甲肾上腺素还能振奋精神，提高警觉性，缓解饥饿和疲劳，减轻疼痛。

内啡肽是一种内源性多肽类物质，它有止痛的作用，正是因为这种激素的分泌，性行为才能使我们感到放松。我们越信任我们的伴侣，越感到被需要，就越容易放松身体，和伴侣水乳交融，并享受性高潮的美妙。在这里，我要介绍一个小知识：与信任的伴侣发生性关系时女性体内分泌的内啡肽要比与不信任的伴侣发生性关系时分泌得多。我们的身体会自动释放"镇痛药"，从而使我们达到所谓的"灵肉合一"的状态。性行为是我们释放自我、增强活力和激活创造力的方法！无论是对我们自身，还是对我们的伴侣，性行为都有好处。

> 性行为并不能为我们的好心情锦上添花，但是，在我们被消极情绪所困扰的时候，酣畅淋漓地做爱可以给予我们更多的能量。

性高潮能帮我们与伴侣建立更紧密的联系，这一效果与催产素有关。催产素会在发生性行为时分泌。催产素也是天然的"镇痛药"，它能够帮助我们缓解压力。催产素还有利于睡眠，让我们更好地养精蓄锐，迎接新的一天。

相比男性，女性对建立亲密关系和发生性行为更谨慎，这并不代表女性缺乏勇气和她们的观念传统落后，这是女性的生理特点决定的。性高潮会刺激子宫，让女性体内产生更多的催产素，从而使她们对伴侣产生更强的情感依赖，所以大部分女性对是否发生性行为小心翼翼。但这并不意味着我们要压抑自己的性欲，女性越了解自己的身体，就越能知道如何处理强烈的情绪，也就越自由。

什么是正常的性生活频率？

调查显示，美国的性教育工作者、两性咨询师和心理治疗师最常被问到的问题是："……是正常的吗？"为什么一切都得"正常"？我认为，如果你对自己的性生活体验、性生活形式和性生活频率感到满意，你在一段关系中感到很幸福，那就是最好的。根据心理学家南·怀斯的研究，我们在性生活中遇到的大部分"问题"其实只是不符合"社会模板"，比如我们的性生活频率和方式与女性杂志或电影中的不同。

令人遗憾的是，尽管现代社会已经发展到一定程度，人们变得更开放和包容，但性仍是一个充满禁忌的话题，会让一些人感到不安和羞耻。很多女性羞于交流关于性的想法，这就导致她们不了解真实的性生活是怎样的，于是，当她们发现自己的性生活与杂志和电影中的存在差异时，她们就会认为自己是有问题的。对性的羞耻感和因担心自己在性生活中表现不佳而产生的压力使一部分女性感到自卑，从而进一步逃避性、逃避亲密关系。在性生活中讨好男性会让女性的身心都处于紧张的状态，无法体会到性生活带来的愉悦感和达到性高潮。

如果你觉得上面的描述与你的情况很相似，那么私密瑜伽可以帮助你消除对性的不安和羞耻。随着练习的深入，你的身体觉知力将得到加强，你将了解什么能刺激你。私密瑜伽不仅对性生活有好处，而且能拓展你的思维，使你更开放、包容，你将更深刻地了解你的内在和你的真正需求。

性高潮时，女性的体内发生了什么？

性高潮时，女性的体内发生了什么？性高潮是如何产生的？什么会阻碍女性达到性高潮？如果你充分了解让自己达到性高潮的方式，你就能更好地享受性生活，更容易达到性高潮。

达到性高潮的第一步是男女双方决定要发生性行为，做出这个决定可能单纯出于男女双方对性的渴望，也可能出于其他的需求，比如想增进亲密关系、想放松或气氛使然。如果是出于第一个理由，那么性欲已经存在；而如果是出于第二个理由，那么男女双方需要通过身体接触或直接说出意图来刺激性欲的产生。

对大部分女性来说，性行为前与伴侣的互动是必不可少的，这样做能调动你的身体和意识。无论欲望是本身就存在的还是被激发的，都没关系，重要的是你要觉得自己很性感！

当女性受到了性刺激的时候，她们的身体会给大脑发出信号，这导致更多血液流向了她们的性器官，从而使她们产生美妙的性兴奋。更快的血液循环使阴唇和阴蒂头充血肿胀，阴道变得润滑，乳头直立起来，呼吸变得急促，心跳加快。这些生理反应会给大脑发送更强烈的信号。在女性身体中，性兴奋会持续几分钟甚至长达几小时。

和你的女性朋友谈谈性

根据我和我的女性朋友（哪怕只是在课堂上和我有一面之缘的女性学员）的经验，经常和女性交流关于性的看法能治愈心灵，并能激发灵感。注意，开诚布公是有效交流的前提，如果交流只是停留在表面，所有参与者都敷衍了事，那么参与者根本无法从中获得有深度的信息，而且这样的交流只会让所有参与者感到不舒服。

当你和你的女性朋友交流的时候，你无须挖空心思找话题，你只要诚实地表达你的感受和想法就足够了。美国加利福尼亚大学洛杉矶分校的一项研究表明，女性在交流关于性的看法时，她们的身体会释放催产素，这不仅让她们更有归属感，还能帮助她们更好地应对压力。

接下来，女性会调动所有的感官来感知性刺激，并享受性兴奋，产生更多的性欲。私密瑜伽能让女性更好地感受自己的身体变化，使她们的身体更敏感、对抚摸和亲吻有更强烈的反应。女性如果能在性生活中更专注于自己的身体感受，就能产生更强烈的愉悦感，感到更兴奋，更容易达到性高潮。

只有当一切就位时，女性才会准备好接受阴茎，享受性行为。此时，血液流入阴道壁，并积聚在那里，男性也会有更强烈的感受。对男女双方来说，前戏都是有必要的。在自慰时，大部分女性能在4分钟内达到性高潮；但在做爱时，大部分女性需要更多的时间才能达到性高潮。[69]哪怕小小的干扰也可能会延长女性达到性高潮的时间。相比之下，男性在几秒钟内就能被性唤醒，并在几分钟内达到性高潮。作为女性，我们无须对男女达到性高潮的时间差别感到焦虑，慢慢来，给自己的身体一些时间，在达到性高潮的过程中好好享受。我们的伴侣也会因为我们享受性行为而感到快乐。不要急于求成，太着急反而会阻碍我们达到性高潮。

你一定已经从自己的经验中了解到，任何干扰都可能影响你达到性高潮。干扰可能是来自我们内部的压力、恐惧或来自外部的干扰。如果你想让自己更容易达到性高潮，那么你首先要有意识地屏蔽外部的干扰，然后将注意力集中在性行为上，保持兴奋感，享受这个过程。大部分女性需要不断地、有节奏地刺激身体，想要达到性高潮，刺激的强度和频率不能降低。强度或频率的微小改变都可能会让你"失去"性高潮。当一切都处于理想状态时，性高潮来了！你将感到愉悦的"波涛"在体内翻涌，让你的意识随着"波涛"起伏，你的心率、血压和呼吸频率都将在达到性高潮时达到顶点，骨盆收缩和阴道收缩的强度将逐渐减弱。性高潮带给你陶醉的感觉，此时你大脑中的30个区域都处于活跃状态。

　　女性的尿道旁腺（也被称为"斯基恩氏腺"）相当于男性的前列腺，有的女性能够"射"出清澈的液体。这是正常的现象，但是如果你从未有过这种体验也没关系。

　　有时，在达到一次性高潮后你有可能希望体验更多的性高潮，你的确可以连续达到性高潮；不过，你也有可能性欲消退，整个人感到满足而放松。女性的性器官在30分钟内会一直保持肿胀的状态，之后性器官恢复初始状态。

　　在达到性高潮时，我们每个人的感受都不同，甚至每次性高潮的感受都不同。我的每次性高潮体验都非常不同，直至今天，我有时还会感到诧异："原来性高潮还可以这样！"性高潮可以给我们带来美妙的感官体验和深刻的洞察力，让我们能淡然面对过去，寻找全新的自己。

　　　私密瑜伽能让你逐渐找回自己的直觉，让你熟悉自己的骨盆和阴道，让你越来越性感。它也能让你的阴道更紧致、更敏感，激活你骨盆中的神经末梢，让更多、更强烈的信号被传递到大脑，让你和你的伴侣感到快乐和满足，从而增进你和伴侣的亲密关系。

放手

有研究表明，在性生活中，能够让自己沉浸于感官体验并完全顺从这种体验的女性更容易达到性高潮。[70]

如果你完全专注于感官体验，你会注意到自己的感官从某个特定时间点开始变得迟钝。放手和失控的体验对高质量的性生活至关重要。说起来简单做起来难，实际上很多女性对性交中的失控感感到害怕。我们只有完全控制自己，才会感到安全。[71]

为了完全享受性生活、达到性高潮，我们必须要放弃"一定得达到性高潮"的想法，在名为"性爱"的旅途中享受路上的风景，而非盯着前方。在"爱情游戏"中，你越依赖身体的智慧，你的大脑就越容易形成新的突触，你就越明白如何一步步达到性高潮。你可以欣然接受性高潮的到来，但不要强迫自己达到性高潮。简单来说：当你的伴侣用手抚摸你的背部时，你的皮肤有什么感觉？就让自己完全沉浸于感觉中，只关注当下。如果你突然有了其他"思绪"，比如工作，不要担心，慢慢地调整，千万不要因为自己出现了其他想法而感到生气，这只会让你更分心。

放手是让你最容易达到性高潮的方式。就算你没有达到性高潮，长时间（至少半小时）沉浸于感官体验也会使你感到非常放松，你与伴侣的关系也会更亲密。在一般情况下，你会感觉自己仿佛接受了一次按摩或进行了一次冥想；理想情况下，你会产

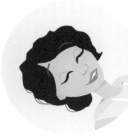

生身心舒畅的感觉，你的伴侣也会为拥有一位性感的爱人而感到高兴。

如果你在性生活中刻意追求性高潮，那么你将很难达到性高潮，还会怀疑自己或伴侣的"床上功夫不行"，甚至认为两人身体的配合度不高。

一直以来，我都觉得冲浪很有趣，在海浪上滑行是非常棒的经历。但是当我真正去冲浪时，我发现冲浪的难度太大了。我看到初学者笨拙地从冲浪板上摔到水中，然后拼命划水，他们还要注意不要被迎面而来的海浪淹没或撞到其他冲浪者。这时，我突然感到压力倍增。然而，在我想冲浪的意愿战胜了我的压力后，我尝试了一次冲浪，并发现，我能做的就是别想无关的事，只做自己该做的：划水、等待海浪、跳上冲浪板、保持姿势、掉下冲浪板、重新开始。我不断重复这个过程，直到筋疲力尽、感到满足为止。

当我开始享受冲浪的乐趣并沉浸其中时，尽管我没有静坐冥想，但是心流自然而然地产生了，我只是遵从了我的本能。性行为和冲浪同理，你要忘记性高潮，做能给你和你的伴侣带来快乐的事情。只要做就对了！你越沉浸在自己的感觉中，就越容易达到性高潮。

做你想做的

女性主义者克莉儿·卡凡纳曾说："女性在学会如何获得之

前，就先学会了如何妥协。"有个问题值得我们所有人思考：在性生活中，我们女性不仅仅是被爱抚的一方，我们也要爱抚伴侣、回应伴侣。而我们爱抚伴侣的方式应该以我们想要的、喜欢的方式，而非伴侣想要的、喜欢的方式为主导。

你想对你的伴侣做什么？或者你只是想躺下享受？当你用你喜欢的方式来抚摸你的伴侣，你会觉得他更性感，这会让你更兴奋，你的伴侣会感到被你渴望。对男女双方来说，没什么比清晰地知道自己被伴侣渴望更令人兴奋的事了。当然，这并不意味着你完全不能按照你的伴侣喜欢的方式去抚摸他，重要的是，你应该是自愿这样做的，而非被迫去做。尝试以你喜欢的方式和你的伴侣喜欢的方式来爱抚他，感受两者的不同之处。女性往往习惯

找到自己的女性特质

在采访中，我经常被问到，我是如何定义女性特质的。很多人认为我特别有"女人味"，而且我的工作要么是和女性一起练舞，要么是帮助女性找到自己的女性特质，所以很多人都想知道我的答案。但我必须要说，我觉得"如何定义女性特质"这个问题很奇怪，我在内心深处是不愿意回答这个问题的，我不知道为什么女性不能简单地做自己，为什么要对女性设置统一的标准。我并不认为，当女性的行为或穿戴方式更能体现女性特质时，她们就更有魅力。我鼓励女性感受自己的阴道乃至整个身体，跟随"雌性动物"

于取悦他人，但是，她们在做自己喜欢的事情时能发挥更强大的力量。

安全感、放松和性高潮

通常情况下，女性只有感到安全并且完全信任自己的伴侣，才能在床上放松，体验美妙的性高潮。为了有激情地生活，我们需要安全感。然而遗憾的是，很多父母都认为：安全感会让孩子变得懒惰，失去进取心；孩子应该全力以赴，不断地逼迫自己，才能最终获得成功；在童年时期给予充分的爱会宠坏孩子，使他

的本能。只要她们感受到真实的自我，无论她们是穿碎花连衣裙，还是穿西装裤，她们都能更接近自己的目标。女性会根据自己的直觉和能力选择职业（如空姐、政治家、工程师等）；有些时候，她们有强大的气场，有些时候则柔情似水；她们可以敏感脆弱，也可以像个战士一样去战斗；她们能随心所欲地活动，表达真实的自我，不需要与人们的刻板印象保持一致。当女性能从自己的身体内部汲取能量，她们作为自由的人的表达能力就不会受到抑制。

女性主义

在我还小的时候，我经常问自己：为什么女性不能当神父？为什么她们要承担所有家务？为什么照顾孩子是女性的职责？后来，我阅读了西蒙娜·德波伏瓦的书，开始和各种类型的男性谈情说爱，对上面的问题我有了自己的看法。

传统观点认为，男性情感经历丰富是值得称赞的事，而女性情感经历丰富则意味着"不检点"。我曾试图与一些持传统观点的人争论，但没有成功。不过，我逐渐明白，只有当我把别人的评价放在心上时，我才会被这些评价所扰。我试图打破社会对女性的束缚，尽情地探索自己无限的可能性。一方面，我的本科专业是建筑学，而建筑领域是男性占主导的领域；另一方面，我醉心于舞蹈，这是一个女性占有主导的领域，在这两个领域，我都做得很好。我自认为是女性主义者，但我对男性没有敌意。

通过了解人类史，我们就会发现，从古至今人类一直致力于捍卫自己的权利。[72]我认为，为全世界所有女性争取相同的权利是至关重要的，但我不觉得女性比男性重要，也不认为如果国家领导人全是女性，世界上的问题就会变少。讨论"哪个性别更好"不会让人类进步，只会让人类分裂。

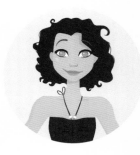

们长大后难以独立。

但是，20世纪70年代至今，很多研究都证实上面的观点是错误的。[73~74]只有当女性平静下来、感到安全时，女性才能放松下来，才能处理好与伴侣的关系，才能享受美好的生活，才能在科学研究、艺术创作、商业活动中产生更多创意，获得事业上的成功和取得长足的进步。

安全感能够避免交感神经系统的防御机制被过度激发，并通过这种方式改善你的行为模式。可以说，拥有安全感对身心健康都有益处。童年缺乏安全感的人通常会出现行为和学习方面的问题。他们难以从他人身上获得安全感，害怕亲密接触，从而很难与他人建立充满信任感的关系。

如果孩子在安全、充满爱和接纳的环境中长大，他们就更独立、更有勇气、好奇心更强、更有创造力，会大胆地去闯荡，不需要依赖父母或其他熟悉的人。

人类有一条直接从脑干通往心脏的神经通路，即迷走神经。迷走神经在颈部、胸部、腹部有多条重要分支，这些分支参与调节人体内诸多器官的功能，激活迷走神经有利于心理健康。

通过长时间对迷走神经的研究，神经学家史蒂芬·博格斯有了突破性发现。[75]他认为迷走神经、情绪调节和社会联系三者之间存在一定的联系。博格斯在《安全的线索》一书中提到，我们既从自己的身上获得安全感，又一直向周围环境寻求安全感，我们身边的人是我们安全感的重要来源。我们的身体会无意识地从身边人的表情和姿势中寻找安全或不安全的迹象。因此，我们在有些人的身边会感到很安心、很舒服，而在有些人身边会感到筋疲力尽、非常不安。我们能够在与我们关系亲密的人的支持和指导下调节情绪、调整行为，以管理感觉输入或应对来自外部的刺激，博格斯将这种调节情绪的方式称为"共同管制"。我们可以使用一定的策略和技巧来加强与他人的联系，以满足我们的情感需求，从而使我们在处于重压之下时可以自我安抚或做出恰当的反应。我们与他人互动得越好，互相交换的信息越让我们感到安全，我们就越能长时间地处于情绪稳定的状态，就越能抵抗压力。因此，感到安全、有保障、觉得自己被爱着的情侣即使处于长时间的分离状态，也不会感到焦虑。我们对伴侣、朋友、父母越亲密，态度越包容和友善，共同管制就越有效。在亲密关系中，有充分安全感的人才能更好地享受性生活。但是，我们如果没有安全感，该怎么办呢？我们知道，如果指责那些处在焦虑和不放松状态中的人，对他们说"要放松"，这样做是没有效果的，因为他们得到了"我有问题"的信号，从而会更紧张、更不安。他们真正需要的是接收到让他们获得安全感的信号。

博格斯推荐的方法是学会爱自己，照顾好自己。为了让自己更放松，你应该先做到尊重和爱护自己的身体。如果你给自己的身体发送防御的信号，那么你的身体会自然地对压力做出反应，你会感到紧张，没兴趣做爱，不容易达到性高潮。但是，如果你因此对自己的身体"生气"，这会让身体更有压力，让它无法接收外界的信号。

此外，为了实现共同管制，你可以和熟悉的人多多互动，比如看到他们的脸、听到他们的声音。见面、打视频电话、打语音电话、发短信的有效程度是依次递减的。实现共同管制的最佳方式是玩耍、拥抱和发生性行为。在忙碌的生活中，我们经常忽视这些事情，因为我们忙于减轻自己的恐惧感，总想把这些"不重要的"的事情拖到有空时再做。但是，这些事情对我们的情绪健康至关重要，我们不应该把它们往后排。

如何处理情绪？

我们都想避免消极情绪，享受美好的生活。但是，对情绪的感知能力是互通的，如果我们压抑恐惧、悲伤、羞耻和愤怒等消极情绪，我们就会变得迟钝，也无法充分感受爱和喜悦等积极情绪。既没有消极情绪，又不能感受积极情绪会让我们的性生活失去乐趣和意义。我们的生活将变得平淡而乏味，我们甚至会深深陷入抑郁之中。强迫自己积极地思考并不是解决问题的有效方法，这样做只会让消极情绪更强烈，让我们在抑郁之中陷得更深。我们不仅会失去对生活的热情，还会失去感知"我们真正喜欢什么"的能力，也就是直觉。消极情绪能使我们看到自己不喜欢的东西，认识到自己不喜欢什么也是幸福生活的重要基础。

> 　　我们要学会给消极情绪留出空间，让它们自然"流过"我们的身体，通过这种方式我们将获得自我成长，我们的自我形象将得以更新，我们将变得开放、更能接受他人的爱。消极情绪使我们更自由，让我们能够在处于人生低谷时做出正确的、勇敢的决定。

　　如何处理我们的情绪？消极情绪是如何产生的？孤独和失望会对你的身体产生哪些影响？情绪是身体的内部信号，你要通过内省来感受情绪。通过私密瑜伽，你将更敏感地察觉到自己的情绪。不过，几乎所有人都需要学习一些技术，以更好地强化与自己内在的联系，更好地感知身体的存在。如果能敏锐地感知自己的身体（特别是自己的骨盆和私处）的存在，你就会发现你的身体储存了很多以往累积的情绪。[76]你的身体也会记得你的经历，你的经历所带来的情绪越强烈，身体的记忆就越清晰。这些记忆可能会以一闪而过的消极情绪的形式出现。你要允许所有消极情绪的产生，但不要执着于此，也不要试图去分析为什么会产生消极情绪，你的身体有自己的智慧和自愈力。通过练习私密瑜伽，你会发现这一点。

　　下面的这项练习将有助于你处理在练习私密瑜伽时或在日常生活中产生的消极情绪。如果我们试图压抑或避免消极情绪，消极情绪反而会压垮我们。比如恐惧会使我们无法走出舒适区，无法在性生活中向伴侣敞开心扉，难以遇到情投意合的人，无法处理棘手的工作。

✧ 练习59　接纳情绪

如果你现在情绪起伏很大、想倾听自己潜意识的声音，或者想让自己在与伴侣的相处中表现得更积极主动，你可以尝试做一做路斯·哈里斯的《幸福的陷阱》一书中的练习[77]。这些练习能帮助你增强与自己内在的联系，从而让你更好地处理消极情绪。

1　你能在自己的身体中感受到什么？从头到脚"扫描"自己。你觉得哪里不适？如果你专注于最近让你困扰的事情，你可能胸口有阻塞感。你要像科学家一样带着好奇心去探索。你的胸口从哪里开始有阻塞感，阻塞感在哪里消失？想象阻塞你胸口的东西是真实存在的，它是什么形状的？它是轻还是重？是温暖的还是寒冷的？

2　慢慢地吸气，然后慢慢地呼气，越慢越好，仿佛要将体内的气体全都呼出。缓慢地深呼吸有助于消除阻塞感，让你注意力更集中、更平静。

3　接受阻塞感的存在。想象阻塞你胸口的东西是真实存在的，让它在你的身体里变大，给它留出更多的空间。

4　允许这种感觉的存在。要接受它，尽管这做起来并不容易。阻塞感是由你的消极情绪所产生的。注意，不要试图改变情绪，要与它和平共处。与情绪做斗争既浪费能量，又会令你痛苦。只有接受它，它对你的影响才会减小。

5

当你与这种情绪"和解"后，你可以去寻找体内其他的消极情绪，直到与所有的消极情绪都和解。你也可以放松下来，去做其他的事情。

> 如果我发觉自己不快乐、无精打采，我会在早上或晚上冥想时做这项练习。练习后，喜悦之情就会在我的体内蔓延。

享受积极情绪也是很有必要的。我以前经常会分析我的快乐，寻找感到快乐的原因，思考如何"捕捉"更多的快乐。甚至我曾想过，如果有个按钮，按了之后我就会变得快乐，这该是多么美好的事。但是，这种想法把我从主观的感官体验带入了客观的逻辑分析中，让我离快乐越来越远。其实感到开心没什么特殊的理由，我只需要做我想做的事情。

在与很多女性共同工作的过程中，我逐渐明白，大部分人之所以无法享受快乐，很大程度上是因为他们无法放松，无法简单地去享受。所以，下次当你产生了积极情绪时，你要享受它，让它在你的体内"扩散"，并且你要意识到积极情绪随时都会出现，你如果刻意保持积极情绪，那么反而会将积极情绪扼杀在萌芽状态。享受你的情绪，让它在你的体内自由"流淌"。这样训练自己，你会越来越常处于快乐的状态中。

如果你感受到了某种情绪，请不要分析它，而是要去"倾听"它。事实上，大部分人对自己并不友善。严以律己，宽以待人并没有问题，但我们对自己的评价往往过于苛刻，这会给我们带来压力和负担，我们会感到不开心，受到威胁。我们经常会为自己产生消极情绪而生气，使情况变得更糟。解决问题的方法是走出自我否定的误区，让自己放松。只有你放松了，你才能使用身体的智慧。

女性的生理周期

女性的快乐和自信不仅与生活条件有关，也与生理周期息息相关。在排卵期，我们觉得自己做事果断、有冒险精神、喜欢穿性感的衣服、想与男性接触；而男性会认为此时的我们非常有魅力。因此，生理周期正常的女性（在没有使用激素避孕措施的情况下）会在排卵期更容易在两性关系中取得进展。[78~79]而到了经前期和经期，我们会觉得自己多愁善感、情绪低落。我们如果不够了解自己的身体，就容易陷入消极心理的旋涡，从而自信心减弱。

然而，如果我们能够意识到我们的身体会随着激素水平的波动而产生周期性变化，我们就能更放松地面对经前期和经期出现的情绪问题。比如，我意识到，在排卵期前后，我会充满自信和活力，但也容易变得肤浅、不耐烦，我在经期会比较有爱心、心态更开放。经期是女性的共同话题，我会和与我相熟的女性分享经期的经验和感受。当然，经期并非我在整个生理周期中最喜欢的一段时间，但是我会关注月经来潮的每个迹象。

> 你可能会欣喜地发现，私密瑜伽让你的激素水平变得平衡，让你的生理周期变得稳定，帮助你缓解经前期综合征和痛经，甚至帮你迎来梦想已久的宝宝。

女性进入更年期后，身心会发生巨大的变化，学会接受是最好的应对办法。德国德累斯顿大学附属心理治疗和心身医学诊所对1 400名女性进行了问卷调查，目的是了解更年期的典型症状对女性的影响。调查显示，更年期的典型症状也出现在很多更年轻或更年长的女性身上。此外，虽然更年期女性体内雌激素水平下降，但她们并非都会变得烦躁、容易气馁、健忘或恐惧。根据问卷调查的结果，研究者得出结论：更年期女性睡眠质量以及对性生活的态度更多地与自我效能感、受教育程度、收入水平、与伴侣的关系和职场环境相关。[80]你要注意自己的身体和激素水平在一个生理周期内的变化，有些应用程序可以帮你记录这些变化。观察自己在生理周期内的相关变化是了解自己身体的好方法，你会逐渐明白身体是令人敬畏的有机体，这会让你更爱自己。

在过去的几年里有种说法非常流行：女性应该按照生理周期来安排自己的生活。但是我不建议你这样做，因为这会让你感到不自由。你可以在生理周期的任何阶段做你想做的事。不过，了解自己的生理周期会让你变得更开放、更理解自己的身体。

开放的感官，开放的心

爱因斯坦曾经说过："我们拥有的最美好的体验是神秘感，它是所有艺术和科学的源头。"[81]爱因斯坦想要以此来表达好奇心和求知欲的重要性。要想探索世界、了解生命和意识的奥义，就需要充分打开我们的感官。冥想、舞蹈、瑜伽、武术都是很好的打开感官的工具。不过，最重要的不是我们选择哪种工具，而是我们如何打开感官。我们如果急功近利、急于求成，就会与目标背道而驰。当我们对生活持开放的态度，我们就可以找到进入我们的深层意识的通道。高质量的性生活可以让我们的感官更敏锐，让我们更好地感知身体的存在和周围环境，也让我们与自己的本能、直觉和情绪产生直接联系。私密瑜伽可以通过打开感官的方式，让我们更好地探究"神秘感"，我们不仅能获得爱因斯坦所说的"最美好的体验"，还能更好地探索真正的艺术和科学。

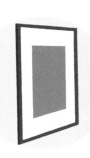

活在当下

当我们将注意力集中到感官体验上时，我们就会心无旁骛，就能够充分了解现在正在发生什么；我们不会对过去感到生气，也不会对未来感到担忧。这并不代表我们在逃避问题，我们只是在转移注意力的焦点。

我们无法用理智解决所有问题，特别是当我们头脑混乱、思绪繁多的时候。我们的大脑中每天会闪过7万~8万个想法，其中90%的想法都没什么意义。对未来的恐惧和对过去痛苦经历的回忆会被我们的身体当作真实的威胁，从而产生压力。我们越沉浸在消极的情绪和想法中，我们的身体就会产生越多压力，消极的思维模式就会牢牢占据我们的大脑。大多数情况下，我们甚至意识不到自己产生了一些消极的想法。我们如果能够做到摆脱消极的思维模式，就能看得更清楚、想得更明白。当我们能学会有意识地"关闭"我们的思想时，我们就会从直觉中获得洞察力。

从精神层面看，洞察力是更高等级的意识。拥有洞察力能让我们更好地享受生活，将注意力集中于当下。私密瑜伽能够帮助我们摒弃纷乱的想法，从而获得洞察力。

调动你的感官

身处大自然中，你就能很快调动你的感官和激发你的潜能。每天都去室外走一走吧！享受你所处的环境、你闻到的味道和你看到的风景，感受你的身体是如何与大自然接触的。无论你是生活在乡间，还是生活在都市，你都要多去室外走走，让新鲜的空气穿过你的身体。你要感受秋天的凉爽、夏天的湿热、冬天的寒冷、春天的温暖；欣赏蔚蓝的天空和不断变化的云朵；让清新的微风吹拂你的头发和脸颊；听树叶沙沙作响和脚踩在沙砾上的声音；看街上车水马龙、人来人往；呼吸新鲜空气，闻一闻风、地铁、面包、废气的气味……你可以漫无目的地散步，无论走到哪里，你都要充分感受大自然的美妙。如果你很难抽时间专门去室外走走，你可以在上班或购物的途中打开你的感官。

重要的皮肤

仔细观察你的皮肤。你的肤色是怎样的？你的皮肤表面有怎样的纹理？你能看到血管、汗毛或皱纹吗？你的生活给你的皮肤造成了怎样的影响？

皮肤很迷人，人类皮肤厚0.5～4毫米，是保护人体的柔软"外壳"，它有3层，是人体最大的器官，平均面积为1.73平方米。皮肤在你的新陈代谢中发挥着重要的作用，它可以呼吸、排毒和感受周围环境。你可以通过皮肤来与外界交流、表达你的情绪，皮肤还能反映你的健康状况，能帮助你适应变化的气温。

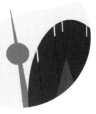

✧ 练习60　提高皮肤的感受度

1 你如何看待自己的皮肤？哪部分皮肤的感觉最强烈？你能感知全部皮肤的存在吗？

2 当微风拂过脖颈时、用手触摸衣服时、赤脚踩在地上时……你的皮肤有什么感觉。

3 用右手触摸左臂，触感如何？换另一侧重复动作。

日常个人护理

　　你是喜欢冲进浴室快速冲澡，还是喜欢更私密的、更有仪式感的泡澡？让日常个人护理活动（如刷牙、洗脸、洗澡等）变得有仪式感并不需要花费太多的时间，因为它们就是你从小到大每天都要做的事情，你对它们已经非常熟悉了。你可以尽情享受进行个人护理的过程，用它们来唤醒你的每个身体部位，让你的感官更敏锐，强化你的身体觉知。日常个人护理的效果与护理的具体内容无关，而与你怎么做护理有关。当你去豪华水疗中心时，你希望水疗师如何对待你？那么你也要以这样的标准来对待你自己。

✧ 练习61　给自己留出时间

1 无论是简单地洗手，还是淋浴，你都可以多花点儿时间，感受水的触感。想象水让你的身体由内到外变得干净，使你精神焕发。

2 淋浴时轻抚每个身体部位。

3 温柔地擦干身体。

4 涂抹润肤乳时，从上至下用心地按摩自己的身体。

5 在刷牙时感受牙刷是如何清洁每一颗牙齿的。想象你的每颗牙齿通过牙刷的摩擦变得亮白、坚固。

6 在化妆时强调自己的个性，发掘自己独特的美。

　　要爱护自己的身体是我不得不反复提醒我自己的事情，因为我从小就被教育，不要浪费时间，而是要快速且有效地完成该做的事情。但是，认真地、有仪式感地进行日常身体护理并不是在浪费时间。我们只有善待自己，才能善待别人。

按摩

舒适的按摩可以"重置"你的感官体验。你是否觉得去按摩店按摩太奢侈了，按摩是特殊时刻才能享受的活动？想象一下，如果你每周都能接受一次按摩，你会有什么感觉呢？你会感到更感性、更放松。根据一些科学研究，每周接受一次按摩可使人更健康。[82]按摩是人类最古老的疗愈方法之一。几乎每种文化中都有用按摩来治病保健的方法，尽管不同文化中的按摩基于不同的理论。你可以尝试各种形式的按摩，如果你觉得去按摩店按摩太奢侈了，那就和你的伴侣、朋友互相按摩！自我按摩是日常个人护理的良好补充。

✧ 练习62 充满爱意的全身抚触按摩

1 淋浴前戴上丝质手套，首先慢慢抚摸自己的四肢，特别是关节；然后按摩淋巴结，要打着圈按摩。

2 首先将双手置于脸颊，向下移动双手，先抚摸脸颊，再抚摸颈部，最后抚摸心脏。然后将双手放在左脚上，向上移动双手，先抚摸左脚，再抚摸骨盆，最后抚摸心脏。双手移动的轨迹是一条直线。换另一侧重复动作。

3 按照胃肠蠕动的方向顺时针打着圈按摩腹部。

4 用左手按摩右臂，从右手指尖开始按摩，到右肩停止；然后用右手按摩左臂，从左手指尖开始按摩，到左肩停止。两臂都要按摩到。你还可以在涂抹沐浴露的时候用手按摩全身。请悦纳自己的身体！

✧ 练习63　按摩乳房

按摩乳房是很好的日常护理项目，它能让你感受到自己的性感之处，学会爱自己的乳房，让乳房保持挺拔和健康。按摩能够改善胸部血液循环、刺激淋巴回流，让乳房得到滋养，减轻经前期乳房疼痛，预防乳腺癌。神奇的是，按摩乳房还能刺激催产素的分泌，起到减轻压力的作用。

尝试按照下面的步骤按摩乳房，要按你喜欢的节奏和速度按摩。你要相信你的身体，它会告诉你它需要什么。注意，两侧乳房都要按摩到。如果你觉得某个步骤很有趣或你感觉很舒服，你可以多重复几次。

1 一边按摩一边想象有一股力量注入了你的乳房，这股力量正在帮助你的乳房排毒。

2 先沿水平方向按摩乳房：先用双手从身体两侧向乳头抚摸，再以乳沟为起点，朝乳头方向抚摸。然后，沿垂直方向按摩乳房：先从乳头上方向下抚摸，再从乳头下方向上抚摸。

3 用手指或手掌打着圈抚摸乳头。

4 用手掌绕着乳房按摩：先由外向内、由下至上地按摩，再由内向外、由上至下地按摩。找到适合你的按摩节奏和速度。不要担心自己的力度过大，按摩不会让你的乳房受伤，它会让你的乳房更加挺拔。

5 用指尖绕着乳头按摩，要稍微用力按压乳头，这有利于刺激淋巴回流。

6 用手绕着乳房画一个躺倒的8字，先用右手画8字，再用左手画8字。

7 用双手从下方托住乳房，用食指和拇指按压乳头，想象郁积的负能量通过乳头从体内被排出。

8 按照你喜欢的方式抚摸自己的乳房。悦纳自己产生的所有情绪，对有健康而美丽的乳房感到骄傲。每次按摩之后，你的乳房都会更美丽、更挺拔、更健康。

　　我会在起床、淋浴或换衣服时花几秒钟到几分钟来按摩乳房，这已经成了我的一个习惯。在按摩时，我能充分感知自己乳房的存在，为乳房的美丽、健康而感到骄傲，同时，我享受着按摩乳房的美妙感觉。

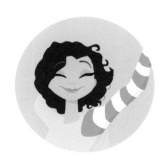

结语：悦纳自己

佛学家佩玛·丘卓将人们对自我提升的渴望描述为"对真实自我的微妙侵略"。

我们通常认为自己的缺点需要被纠正或隐藏起来。事实恰恰相反，我们的缺点在某些情况下会转变为优点，我们的优点在某些情况下也会转变为缺点，缺点和优点是同一枚硬币的正反两面，二者不可分割。

你应该勇敢地发挥优点，而且告诉自己，我们的缺点不一定会让我们犯错误。了解我们的优点和缺点，学会找到二者之间的平衡点是很重要的。比如，你可能觉得自己特别鲁莽，这是你的缺点，但你接受自己的这个缺点，并为自己比别人更有冒险精神而感到高兴。要知道，保守的人可能会暗暗羡慕你做事果断、勇往直前，同时你也要小心，不要盲目自信。

只有当我们接受了自己的一切，勇敢地成为最真实的自己，我们才会成为了不起的人。我们都是独一无二的！

为了实现你的梦想，你必须不断成长，但是你没必要改变真实的自己。如果你对自己感到不满意，我认为很有可能是因为你没有给自己足够的爱。没有得到充分照顾的植物会变蔫，甚至枯

萎。如果你现在开始爱护自己，你会变得充满热情和活力，获得
展现真实自我和勇敢生活的力量。

让你变得性感和强大的只能是你自己。寻找真实的自己的过
程并不容易，你可能会遇到来自外界或内部的阻碍。你知道吗？
曾经有很多年我一直认为我不会跳舞，完全没有节奏感，我甚至
不敢公开享受音乐和舞蹈带给我的快乐，这种消极情绪源于父
亲对我的嘲讽。但我能感受到我体内对舞蹈的无限热情是那样纯
粹，我无法割舍舞蹈。我一直梦想着跳舞，我想向人们展现我内
心深处的美妙情感，并且告诉人们，我值得被爱。

我的直觉让我走上了正确的道路，之后的故事你已经知
道了。我在寻找真实自我时用到的工具现在也已经被你握在了
手中。

我希望你在寻找真实自我的旅途中一直开心愉快！也欢迎你
告诉我你的感受。

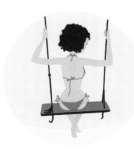

尾　注

[1] Peter A. Levine: Waking The Tiger: Healing Trauma – The Innate Capacity to Healing Overwhelming Experiences, Berkeley 1997

[2] Bessel van der Kolk: Verkörperter Schrecken: Traumaspuren in Gehirn, Geist und Körper und wie man sie heilen kann, Lichtenau 2017

[3] Moshé Feldenkrais: Awareness Through Movement: Health Exercises For Personal Growth, Middlesex 1972, 1977

[4] Naomi Wolf: Vagina: A New Biography, London 2012

[5] Kaiser Permanente Division of Research: One In Three Women Has Pelvic Floor Disorder. ScienceDaily, 5 March 2008 www.sciencedaily.com/releases/2008/03/080302150723.htm

[6] Laut der Jean Lawrence Studie litten 25 % der Frauen unter Stuhlinkontinenz, 15 % an Urininkontinenz, 13 % hatten eine überaktive Blase und 6 % hatten Organabsenkungen, das heißt, die Gebärmutter oder die Blase sind nach unten in Richtung Ausgang abgerutscht.

[7] Laut dem Neurological Urodynamics and Urology Institut unterziehen sich 29 % aller Frauen im Laufe ihres Lebens mehr als einer Operation, um Beckenbodenprobleme zu beheben.

[8] David Wise, Rodney Anderson: A Headache in the Pelvis: A New Understanding and Treatment for Chronic Pelvic Pain Syndromes, San Francisco 2008

[9] Robert M. Sapolsky: Why Zebras don't get Ulcers - Revised Edition, New York 2004

[10] Belegt seit dem 9. Jahrhundert. Wolfgang Pfeifer [Leitung]: Etymologisches Wörterbuch des Deutschen, Stichwort »Scheide«, 2. durchgesehene und erweiterte Auflage, München 1993

[11] Eve Ensler: The Vagina Monologues, New York 2007

[12] Regena Thomashauer: Pussy a Reclamation, Carlsbad 2016

[13] https://en.wikipedia.org/wiki/Pussy

[14] https://de.wikipedia.org/wiki/Yoga

[15] Yuval Noah Harari: Sapiens: A Brief History of Humankind, London 2011

[16] Beate Carrière (Hrsg.): Beckenboden, Physiothrapie und Training, Stuttgart 2003

[17] Stephen Porges: Shifts in Pelvic Inclination Angle and Parasympathetic Tone Produced by Rolfing Soft Tissue Manipulation, Cottingham et al. 68 (9): 1364 PubMed ID: 3420170

[18] Jean M. Twenge, Ryne A. Sherman, Brooke E. Wells: Declines in Sexual Frequency among American Adults, 1989–2014, New York 2017

[19] Moshé Feldenkrais: Awareness Through Movement: Health Exercises For Personal Growth, Middlesex 1972, 1977

[20] Virginia Danielson: The Voice of Egypt Umm Kulthum, Arabic Song and Egyptian Society in the Twentieth Century, Chicago 1998

21 Frédéric Lagrange: Al-Tarab: Die Musik Ägyptens, Heidelberg 2001

22 Joachim Bauer: Warum ich fühle, was Du fühlst: Intuitive Kommunikation und das Geheimnis der Spiegelneurone, München 2005

23 Louise Barrett: Beyond the Brain: How Body and Environment Shape Animal and Human Minds, Princeton 2015

24 Almut-Barbara Renger, Christoph Wulf, Jan Ole Bangen, Henriette Hanky: Körperwissen. Transfer und Innovation. In: Almut-Barbara Renger, Christoph Wulf (Hrsg.): Körperwissen. Transfer und Innovation, Berlin 2016

25 Eric Franklin: Beckenboden Power: Das dynamische Training für sie und ihn, München (2002) 2011

26 Gerald Hüther: Wie Embodiment neurobiologisch erklärt werden kann, in: Embodiment, Bern 2017

27 World Health Organization: http://www.who.int/nutrition/topics/2_background/en/

28 Gerald Hüther: Wie Embodiment neurobiologisch erklärt werden kann, in: Embodiment, Bern 2017

29 Moshé Feldenkrais: Awareness Through Movement: Health Exercises For Personal Growth, Middlesex 1972, 1977

30 Joachim Bauer: Warum ich fühle, was Du fühlst: Intuitive Kommunikation und das Geheimnis der Spiegelneurone, München 2005

31 Eugene T. Gendl, in: Focusing, New York 1978

32 Klaus Grawe: Neuropsychotherapie. Hogrefe, Göttingen 2004

33 Michael Eid und Randy J. Larsen, Hrsg.: The Science of Subjective Well-Being, New York 2008

34 Glenn E. Weisfeld, Jody M. Beresford: Erectness of posture as an indicator of dominance or success in humans, Detroit 1982

35 Maja Storch: Wie Embodiment in der Psychologie erforscht wurde, in: Embodiment, Bern 2017

36 Amy Cuddy: The Benefit of PowerPosing Before a High-Stakes Social Evaluation, Harvard Business School Working Paper, No. 13-027, 2012 http://nrs.harvard.edu/urn-3:HUL.InstRepos:9547823

37 Stephen Porges: Shifts in Pelvic Inclination Angle and Parasympathetic Tone Produced by Rolfing Soft Tissue Manipulation, Cottingham et al. 68 (9): 1364 PubMed ID: 3420170

38 Meston and Gozalka: Different effects of sympathetic activation on sex arousal in sexually dysfunctional and functional women, Seattle 1996

39 Mehr Informationen dazu gibt es in Ann Diamond Weinstein: Prenatal Development and Parents' Lived Experiences: How Early Events Shape Our Psychophysiology and Relationships, New York City 2016

40 Beate Carrière (Hrsg.): Beckenboden, Physiotherapie und Training, Stuttgart 2003

41 Z. A. Khan, C. Whittal, S. Mansol, Lisa A. Osborne, P. Reed & S. Emery: Effect of depression and anxiety on the success of pelvic floor muscle training for pelvic floor dysfunction, Journal of Obstetrics and Gynaecology Vol. 33, Iss. 7, Singleton 2013

42 Herbert Benson M. D.: The Relaxation Response, Neuauflage, New York 2000

43 Rudolf Kratzert: Technik des Klavierspiels: Ein Hand-

buch Für Pianisten, Kassel 2002

[44] Moshé Feldenkrais: http://www.faz.net/aktuell/wissen/leben-ge-ne/feldenkrais-methode-als-bewegungstherapie-12911866.html

[45] Moshé Feldenkrais: Awareness Through Movement: Easy-to-Do Health Exercises to Improve Your Posture, Vision, Imagination, and Personal Awareness, New York 1977

[46] http://integratedlistening.com/blog/2017/12/07/neurobites-8th-sense

[47] Katy Bowman auf https://nutritiousmovement.com

[48] Beate Carrière (Hrsg.): Beckenboden, Physiotherapie und Training, Stuttgart 2003

[49] Benita Cantieni: Tiger Feeling – das sinnliche Beckenbodentraining für sie und ihn, München 2008

[50] Isa Herrera: Female Pelvic Alchemy: Trade Secrets For Energizing Your Love Life, Enhancing Your Pleasure & Loving Your Body Completely, New York 2017

[51] Arne Schäffler, Nicole Menche: Mensch – Körper – Krankheit, S. 396. 3. Auflage, München 1999

[52] Pschyrembel Medizinisches Wörterbuch, Stichwort »Vagina«, S. 1607, 257. Auflage, Berlin 1993

[53] Walther Graumann: CompactLehrbuch Anatomie 3, S. 318, Stuttgart 2004

[54] Die Top fünf der ungeliebten Körperteile in Deutschland: Bauch (46 %), Oberschenkel (30 %), Po (15 %), Unterschenkel (13 %) und Füße (11 %) Quelle: Psychonomics AG, Befragung von 1000 Frauen, 2008

[55] Kristin Linklater: Freeing the Natural Voice: Imagery and Art in the Practice of Voice and Language, London 2006

[56] Caroline Myss: Chakren, Die Sieben Zentren von Kraft und Heilung, New York 1996, 2000.

[57] Mantak Chia: Healing Love through the Tao, Cultivating Female Sexual Energy, Rochester 1986, 2005

[58] Eric Franklin: Bewegung beginnt im Kopf, Seite 17, 3. Auflage, Freiburg 2016

[59] Michael A. Richard: Employee Assistance Programs: Wellness/Enhancement Programming (4th Ed.), New York 2014

[60] http://www.latimes.com/science/sciencenow/la-sci-sn-get-up-20140731-story.html

[61] Dr. James Levine in https://www.theactivetimes.com/ways-sitting-shortening-your-life

[62] Ina May Gaskin: Ina May's Guide to Childbirth: Updated With New Material, New York 2003

[63] Jonathan Isbit in: http://www.naturesplatform.com/health_benefits.html

[64] Bernie Clark, Sarah Powers: The Complete Guide to Yin Yoga: The Philosophy and Practice of Yin Yoga, Ashland 2012

[65] Naomi Wolf: Vagina: A New Biography, London 2012

[66] Georgiadis et al., Regional cerebral blood flow changes associated with clitorally induced orgasm in healthy women

[67] Naomi Wolf: Vagina: A New Biography, London 2012

68 Brunhild Hoffmann: Orgasmus – Die Weibliche Kraft, München 2016

69 Andrea Pennington: The Orgasm Prescription for Women: 21 Days to Heightened Pleasure Deeper Intimacy and Orgasmic Bliss, Las Vegas 2016

70 Vincent B. van Hasselt, Michel Hersen: Sourcebook of psychological treatment manuals for adult disorders, S. 348–351, New York 1996

71 Stefanie Stahl: Das Kind in dir muss Heimat finden, München 2015

72 Yuval Noah Harari: Sapiens: A Brief History of Humankind, London 2011

73 Herbert Benson M. D.: The Relaxation Response, New York 2000

74 Interview mit dem Biopsychologen Dr. Stephen W. Porges: https://youtu.be/3pbVTla932Y

75 Stephen W. Porges: The Pocketguide To Polyvagal Theory: The transformative Power of feeling safe, New York 2017

76 Alice Miller: Das Drama des Begabten Kindes, Frankfurt 2012 und Die Revolte des Körpers, Frankfurt 2005

77 Russ Harris: The Happiness Trap: How To Stop Struggling and Start Living, Boston 2011

78 Khandis R. Blake, Bastian Brock, Siobhan M. O'Dean, Thomas F. Denson: High estradiol and low progesterone are associated with high assertiveness in women, Sydney 2016

79 Saul L. Miller, Jon K. Maner: Scent of a woman: Men's testosterone responses to olfactory ovulation cues, Tallahassee 2010

80 Prof. Dr. med. Kerstin Weidner: https://www.uniklinikum-dresden.de/de/presse/aktuelle-medien-informationen/27-marz-2015-sinkender-hormonspiegel-selten-fur-beschwerden-in-den-wechseljahren-verantwortlich

81 David Rowe and Robert Schulmann: Einstein on Politics: His Private Thoughts and Public Stands on Nationalism, Princeton 2007

82 https://de.wikipedia.org/wiki/Massage

致　谢

感谢我的所有学员、客户和工作伙伴，感谢他们对我的信任和对我工作的热情反馈。

感谢盆底修复领域专家埃里克·富兰克林，他的著作《富兰克林盆底疗法》对我有很大启发。

特别感谢多萝西·斯泰克博士，她对我的训练方法的肯定让我信心倍增，感谢她对本书的认真审订，让本书的科学性得到了保障。

感谢丽贝卡·兰达克把我推荐给出版社。感谢出版社对我的信任。感谢海克·克米奥泰克为本书绘制了精美的插图。感谢朱莉娅·费尔德鲍姆和莉迪亚·库恩为本书的版式和装帧设计所付出的努力。

感谢我的丈夫克里斯托夫，感谢15年来他对我的坦诚、爱和奉献。

感谢我的母亲和祖母把我抚养长大，我至今仍然怀念和她们一起度过的时光。

麻麻康
Dearcare

爱宝宝,更要爱自己!

小巧便携 提手设计
SMALL AND PORTABLE HANDLE DESIGN

生物反馈治疗仪
MMK640i

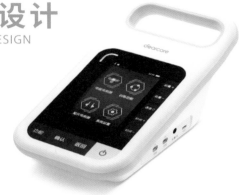

● APP模式/单机模式　双模式操作 ●

肌电信号采集与分析　　肌电触发电刺激　　生物反馈训练

MMK640i 产品配件

| 自粘电极片 72mmX77mm | 自粘电极片 50mmX50mm | 盆底肌肉治疗电极 K20S | 阴道探头 |

(外观设计专利)专利号:ZL 2020 3 0099111.9　　粤械广审(文)第 261230-09602 号

产品名称:生物反馈治疗仪(MMK640i)　　注册证编号:粤械注准20222090501

生产许可证编号:粤食药监械生产许 20173001号

生产企业:深圳德佳智联科技有限公司

禁忌内容或者注意事项详见说明书

请仔细阅读产品说明书或者在医务人员的指导下购买和使用

适用范围:对表面肌电信号进行采集、分析,通过电刺激、肌电触发电刺激和生物反馈训练进行肌肉功能障碍的辅助治疗。

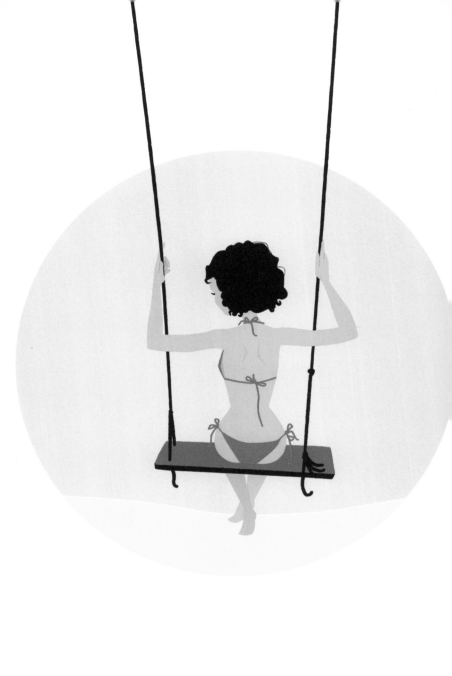